高齢者にかかわる人のための食支援ハンドブック

食べる力を失わせない

食事場面を見て抱える問題がわかる

長谷 剛志
公立能登総合病院　歯科口腔外科

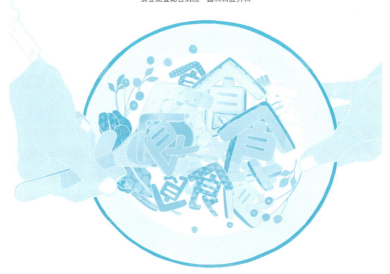

クインテッセンス出版株式会社　2019
QUINTESSENCE PUBLISHING 日本

Berlin, Barcelona, Chicago, Istanbul, London, Milan, Moscow, New Delhi, Paris, Prague, São Paulo, Seoul, Singapore, Tokyo, Warsaw

はしがき

「生きるために食べよ、食べるために生きるな」

　いささか過激に聞こえるかもしれませんが、古代ギリシャの哲学者ソクラテスが残した言葉に由来するイギリスのことわざです。「食べることは生きるための手段であって、決して最終目的ではない。それを取り違えてはいけない」という意味であり、普段の食生活のこと以外にもさまざまな人生訓になぞらえ引用されます。

　言うまでもありませんが、生きるために食べることはとても大切で、栄養だけでなく癒しや安らぎなど心理的欲求も満たしてくれます。さらには、コミュニケーションの手段として欠かすことができません。

　一方、加齢とともに「食べる力」が衰えると、摂取できる食品が限定され、気づかないうちに栄養に偏りが生じて生活の質を損ねるほか、うまく噛めない、飲み込もうとしてもむせるなど、思うように食べることができなければ、ストレスが増して食べる楽しみや喜びも激減し高齢者の孤独化を招きかねません。

　食べることには、噛む（咀嚼）・飲み込む（嚥下）といった機能的な問題だけでなく、心理的問題や背景にある病気、認知機能、老化、薬剤、療養環境などさまざまな要因が影響します。それゆえ、食べることが機能的に難しくなった高齢者を介護する側は、多角的な視点で配慮してサポートしなければなりません。医学的評価だけでは測り知れない過去の食事の経験や記憶、味わいなど、高齢者の欲求を叶える食事の支援（食支援）は人の尊厳として、また、生きる活力としてぞんざいにしてはならないのです。

　右に示した写真は、脳梗塞で寝たきりとなり、自宅で療養している患者さんです。主治医からは後遺症のため口から食べることができないと診断され、胃ろうになりました。しかし、「少しでもいいから口から食べて味わいたい」とご本人の強い希望があり、ご家族の協力のもと、食べる練習を始めたケースです。

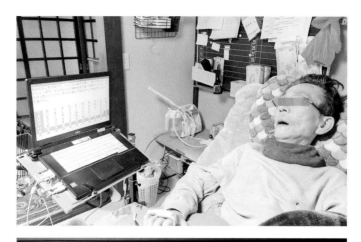

　患者さんは話すこともできず、パソコンの画面を通してコミュニケーションをとっています。ある日、食べることについて日々葛藤している心境が書かれていました。

「長谷先生ご苦労様です。ここ2、3日調子が悪い。両手が動けば、熱い醤油ラーメンのどんぶり鉢を両手で食べる夢を、テレビをみながら思いにふける。熱いのど越しが試したい。死ぬまでにカレーが食べたい」
　もし、大切な人が食べられなくなったとき、あなたは何をしてあげたいと思うでしょうか？

　そのような意味で本書は、医学的知見に偏らず、生活の視点からもみていく重要性をお伝えしたいと思います。医療関係者問わず、できるだけ多くの読者に高齢者の「食べること」について考える機会になればと願います。

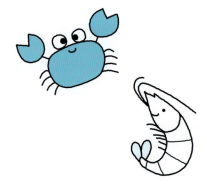

CONTENTS

はしがき………００２

第1章　老いても「食べる」

「食べる」ということ………００８
高齢者と「食べる力」………００９

- か　環境………０１１
- に　認知機能………０１２
  - a. アルツハイマー型認知症、b. レビー小体型認知症、c. 血管性認知症、d. 前頭側頭型認知症
- や　薬剤………０１８
- し　心理………０２２
- ろ　老化………０２３
  - a. 口腔の老化、b. 身体の老化 ［予備力が低下する／恒常性機能維持が低下する／姿勢の保持が困難となる／呼吸筋力が低下する／消化機能が低下する］
- え　栄養………０３１
  - a. 筋肉量・骨量の減少、b. 免疫機能の低下、c. 認知症のリスク、d. その他
- び　病気………０３６
  - a. 罹患しやすく、合併症を起こしやすい、b. 疾患により影響を受ける機能は異なる

COLUMN　内服薬が残留しやすい箇所をチェック………０２０
　　　　　　口腔体操のすすめ………０２５
　　　　　　口腔機能の低下とフレイル………０３０
　　　　　　よく噛むということ………０４０

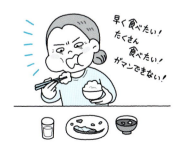

第2章 「食べる力」の見える化

「食べる力」をチェックする歯科の役割………041
医学的評価だけでは計り知れない「食べる」意思………042
「食べる力」を維持・向上？ それとも安全性を担保？………044
「食べる力」の評価………047
"計画ありき"から"観察ありき"へ………047
誤飲・窒息事故は過失の有無が明確になりやすい………049

COLUMN 誤嚥や窒息の原因は食材だけではない………050

第3章 食事場面が語ること

人により食べ方は異なる………052
観察力と洞察力の違い………052
観察の目が増えれば気づきが増える………054
5つの視点でチェックする食事場面………054

    check1 全身状態………055
        ① 体調の変化
        ② 体温の変化
        ③ 傾眠傾向
        ④ 食欲
        ⑤ 自力摂取

    check2 認知機能………059
        ① 拒食
        ② 異食
        ③ 集中力
        ④ 過食・早食い・盗食
        ⑤ 認識

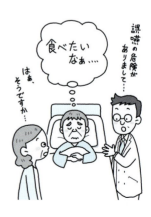

check3 口腔機能………062
① 捕食
② 咀嚼
③ 入れ歯の適合性
④ 食物残渣
⑤ 唾液分泌量

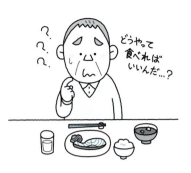

check4 咽頭機能………065
① 液体によるむせ
② 固形物によるむせ
③ 痰絡み（濁声）
④ 嚥下に要する時間
⑤ 嚥下時の表情

check5 姿勢………068
① 体幹の傾き
② うつむき
③ 仰け反り
④ 麻痺・緊張
⑤ 姿勢の崩れ

食形態の呼称を地域で統一しよう………071

Case Report

CASE1 家族の「口から食べ続けてほしい」に応えた………073
CASE2 最期まで経口摂取を継続できるようサポートした………077
CASE3 経管栄養中の患者の「ご飯が食べたい」に応えた………082

COLUMN 食事観察ソフトが役立つ!………086

引用文献………088
おわりに………090
索引………093

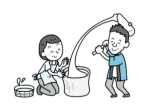

第 **1** 章

老いても「食べる」

「食べる」ということ

　「空腹は最高の調味料である」という有名なアフォリズムを聞いたことがあるでしょう。通常、「食べる」という行為（食行動）は空腹感やネガティブ感情によって惹起されることが多く、食べることによって強い快の感情を得ます。その感情こそが、食べる楽しみや喜びなのです。この快の感情は、個々の食習慣や食生活の経験に依存するため個人差はとても大きいと言われています。つまり、過去の食経験によって好き嫌いは異なり、食べる順序や速度、一口量、口の開け方、噛む回数や噛み方、飲み込むタイミングなど人によってさまざまなのです。

　さらに、食行動には、食べ方や味の感じ方以外にも多面性があります。それは、飲食店を紹介する口コミサイトを見ればわかります。同じ店の同じ料理であっても、「すばらしい」と評価している人がいれば、「普通」「期待外れ」だとか「二度と行かない」と評価する人もいます。これは、料理の味わいだけでなく、お店の雰囲気や店員の接客・対応なども含め、食を楽しむことに影響するあらゆる要因が加味された総合的判断に基づく結果です。人は、味覚だけの「おいしさ」で食行動の心理的満足を体現しているわけではないのです。

　たとえば、行楽日和にピクニックへ出かけ、自然に囲まれて食べるお弁当の味は格別です。それは、食べる環境の清々しい気分から体得した味覚以外の要素で感じたおいしさです。そもそも、食べる楽しみや喜びを感じるときは、味覚以外の感覚として、視覚、嗅覚、

聴覚、触覚をフル回転させ食事を体験しているのです。

　また、動物は空腹を満たし、生命維持のためだけに食行動を営みますが、人は、食べることを多様な目的として利用し、社会生活を営んでいます。たとえば、朝食・昼食・夕食や間食を摂取することにより生活のリズムを調整したり、仕事上の付き合いや大切な人との記念日などに食事に誘ったり、おもてなしとしてイベント行事に食事を振る舞うなど、人にとって食べることは肉体・精神ともに生活の基盤であるといっても過言ではないのです。

高齢者と「食べる力」

　年齢を重ねると、多かれ少なかれ誰でも普段の食事の量や質に変化がみられます。若い頃は、脂がのった濃い味付けを好み、コリコリした歯応えやモチモチした食感を楽しみながらお腹がいっぱいになるまで食べることができたのに、年齢とともにそうはいかなくなります。咀嚼や嚥下の機能は衰え、身体活動や代謝量の低下、さらには生活環境の変化によって知らず知らずのうちに食生活に影響が現れます。

　「なんでも食べられる」と思っていても、高齢者はつい食べやすい食品ばかりを好んで摂取する傾向にあります。食生活にバリエーションがなくなると、栄養が極端に偏り食事の質が低下し、筋肉量や骨量は減少していきます。筋肉量の減少により転倒しやすくなるうえ、骨量も少ないので、骨折の危険性が増加します。また、栄養不足の状態が続くと血液中のアルブミンなどのタンパク質が減っていきます。そうなると免疫機能が低下し、風邪などの感染症を引き起こしやすくなります。さらに、認知機能の低下、創傷治癒の遅延となり、これらがいくつも重なることで、寝たきり状態や死に至る危険性も出てきます。一方、食べられる食品が限定されると、会食や外食の誘いがあっても「食」に対する不安が先行し、ついつい外出することも億劫になり、運動不足により食欲低下につながり、さ

らなる食事量の減少など悪循環を招きます。

　また、「食欲」も食行動と同様に感情や認知のプロセスを反映しており、多面的で複雑な様相をもつもので個人差が大きく、毎日の生活、さらに生涯という時間軸において変化していきます[1]。口腔機能が低下し、うまく噛めない、飲み込めない状態が続けば食欲は減退するでしょう。

　一方、食欲はあってもうまく噛めないと、食べる楽しみや喜びといった心理的満足が得られず、ストレスを感じるケースも少なくありません。本来、コミュニケーションの手段や生きる糧となるはずの食事が、単に空腹を満たすだけの目的と化してしまうのです。

　このように食べる力が衰えると、思考や認知に影響を及ぼし、心身の虚弱へとつながります。食欲は生命力のバロメーターであり、食べることは健康寿命の延伸に不可欠です。まさに、「腹が減っては戦ができぬ」ということです。

　具体的に「高齢者の食べる力」は、「カニや白えび」の影響を受けると筆者は考えています[2, 3]。カニや白えびは、北陸地方の冬の味覚を代表する食材ですが、ここで述べる「かにやしろえび」は、か（環境）、に（認知機能）、や（薬剤）、し（心理）、ろ（老化）、え（栄養）、び（病気）を指しています。それぞれ、詳しくみていきましょう。

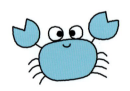

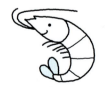

か　環境

　一人暮らしの場合や、家族と同居していても日中一人で過ごすときは、どうしても手軽に食べられる麺類やお茶漬け、菓子パンで済ませてしまいがちです。「自分一人だし、少々の空腹が満たせれば、それでよし」という高齢者も多いのではないでしょうか。また、買い物に行く手段やお店が近くにない（買い物弱者）、買い物や調理が煩わしいことを理由に食べないなど、食事の回数も少なくなる傾向にあります。これは、単に栄養の偏りのみならず、引きこもりや老人性うつなど心理面にも影響し、社会からの孤立を助長する可能性もあるでしょう。

　また、病院から栄養補助食品やとろみ剤が必要と判断されたとしても、購入にかけられる費用には個人差があり、経済的環境も関わってきますので、高齢者を取り巻く環境を知らなければいけません。

図1-1 中核症状と周辺症状

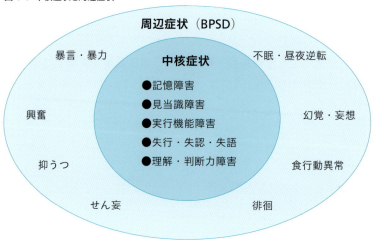

認知機能

　老化による食べる力の低下は、咀嚼や嚥下の問題だけではありません。認知症になると食欲の減退や食べる行動の異常（食行動異常）が影響し、脱水や低栄養をきたすことがあります。認知症には中核症状と周辺症状（behavioral and psychological symptoms of dementia：BPSD）があります（図1-1）。中核症状は必ずみられる症状で、記憶障害や見当識障害（時間や場所・人がわからなくなる）、実行機能障害、失行・失認・失語、理解力・判断力の低下などがみられます。一方、周辺症状は周囲の環境や人との関わりのなかで影響されるもので、暴言や暴力、興奮、抑うつ、不眠・昼夜逆転、幻覚・妄想、せん妄、徘徊がその代表で、このなかに食行動異常（異食・盗食・過食・拒食）も含まれます。

　認知症そのものが口腔や咽頭機能に直接影響して誤嚥の原因となる確実な根拠はありませんが、認知症が進行すると、計画的に一連の行動を行うことができなくなる実行機能障害や注意力・食物認知機能の低下により食べる行動を円滑に遂行できなくなる傾向がみら

れます。「認知症」と一言でいっても、タイプや重症度によって食べる力の表れ方は異なり、性格や療養環境により症状は左右されるため、それぞれの特徴を知っておくことは食支援をする側にとって、介助の創意工夫と感性を養う観点から非常に重要です。ここからは4つの代表的なタイプ別にみてみましょう。

a. アルツハイマー型認知症（Alzheimer's disease：AD）

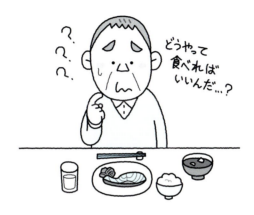

　認知症のなかでももっとも割合の多いアルツハイマー型認知症の場合、目の前に食事を出されても食べ方（食事の進め方）や食事としての認識そのものが難しくなる傾向があります。特に、BPSDが強く影響すると、食器具の使い方がわからなくなって手掴み食べをしたり、食事パターンを忘れて一品食べをしたり、食物認知機能の低下から食物以外のものを食べようとする行動もみられます。

　Hasegawaらの[4]、アルツハイマー型認知症（Alzheimer's disease：AD）と診断された22例を対象に行った嚥下造影検査（videofluoroscopic examination of swallowing：VF）によると、病期進行にともなう誤嚥の悪化は軽微であり、口腔や咽頭機能は比較的問題なく、大部分は食形態の調整で対応可能であったと報告されています。つまり、アルツハイマー型認知症では食事の認識など脳の働きが低下し、食べる機能が低下していることが多いといえるでしょう。また、一見、自力摂

取できているように見えても食行動異常が原因となって誤飲や窒息するリスクは否めないため、食事場面には十分に配慮が必要です。
　対応は所見によって異なるため一概に言えませんが、ワンプレート料理として一皿にまとめて提供することや、小分けにしてコース料理のように提供すること、絵柄の少ない食器を使用するなどして情報量を減らせば、食事中の混乱を減らすことができる可能性があります。

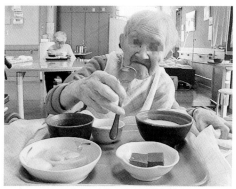

スプーンを不思議そうに眺めたり食器を動かしたりするなど混乱している様子がみられた。1分ほど経過し、食品に手で触れるなどしたあと、手掴み食べをはじめた。

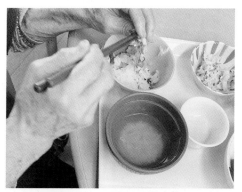

どのように食べてよいか理解できず、すべての食品と入れ歯を一つの茶碗にいれて混ぜているようす。

b. レビー小体型認知症（dementia with Lewy bodies：DLB）

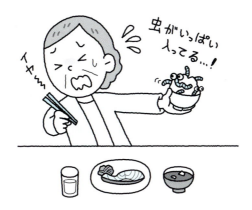

　比較的早期より手足が震えるなどパーキンソニズムがみられることが多く、姿勢の傾きや口腔への食べものの取り込みが困難となるため食べこぼしが多くなります。さらに、目の前にあるものが見えていてもうまく認識できない障害（視空間認知障害）により、たとえば、茶碗の中のおかゆをスプーンですくおうとしても、茶碗ではないところをすくってしまうなどの所見が観察されます。

　そこで、椅子とテーブルの高さを調整する、食べ方に合わせて食器具の位置を変更する、声掛けによって食事としての認識を促すなどの対応が考えられます。

　また、脳内のドパミン分泌が低下するため、誤嚥してもむせなかったり、呼吸苦が起こらないなど不顕性誤嚥を起こしやすい認知症でもあります[5]。食事中にむせがみられないからといって誤嚥していないわけではないので、表情のちょっとした変化や発熱などのサインも見逃さないようにしたいです。

　さらに、幻視がみられることも特徴で、食べものを異物として認識してしまい、食べることを拒否することもあります。症状が強くみられるときは無理せず、時間や環境を変えて食事を提供することも考慮しなければなりません。

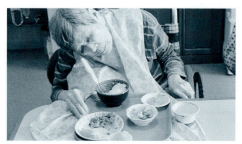

パーキンソニズムがみられ食事中の姿勢が崩れやすく、食べ始めてしばらくするとブツブツ独り言を言いながら眠ってしまう。食事介助者が声を掛けても、覚醒が悪く閉眼したままであることが多い。

c. 血管性認知症（vascular dementia：VaD）

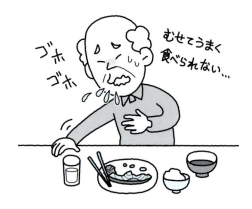

　脳梗塞や脳出血・くも膜下出血などの脳血管障害によって引き起こされる血管性認知症は、何らかの麻痺をともなうことが多く、食べものの口腔への取り込みや食塊形成の保持が困難となり、食べこぼしや誤嚥の原因となります。したがって、自助具の使用や姿勢調整、スプーン介助、食形態の調整を試みて対応する必要があります。また、他の認知症と異なり、治療により脳の血流が改善され、リハビリテーション（以下、リハビリ）の効果が現れると、ある程度は食

べる力の改善が望めるケースがあります。

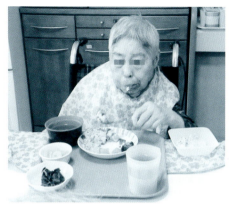

脳血管障害の影響で右片麻痺がみられ、左手でスプーンを持って食べている。がんばって口まで運んだ米飯も食塊形成がうまくできず、麻痺側の右口角から食べこぼしてしまっている。

d. 前頭側頭型認知症（frontotemporal dementia：FTD）

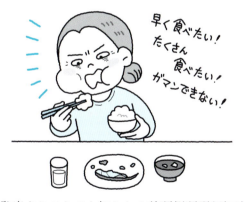

　若齢者で発症することでも知られる前頭側頭型認知症は、嗜好の変化による偏食や大食が特徴とされています[6]。食事場面では、過食・早食い・詰め込み食べといった症状がみられることがあり、食事を目の前にすると、抑制がきかず早食いとなり、口腔内に食べも

のを詰め込んでしまいます。さらに、よく噛まずに飲み込もうとするため、窒息のリスクは高くなります。そこで、かき込み食べを防ぐ手段として一皿ずつ小分けにしてコース料理方式で提供することや、スプーンのサイズを小さくする、スプーンではなく、あえて箸を用意するなど工夫が必要なこともあります。

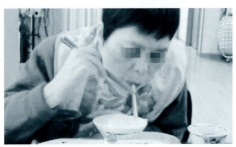

ストローを繰り返し口に運び、食べようとする様子がみられた。食べることに対するこだわりが強く、特定の時間に同じ行動を繰り返すことが多い。

薬剤

　高齢者の場合、複数の疾患が併存していることが多いです。治療のために服薬している薬剤の代謝・排泄機能が低下するため、副作用が出やすく、それによって食べる力に大きく影響（薬剤性の摂食嚥下障害）を及ぼすことがあります[7]（表 1-1）。摂食嚥下障害を誘因する症状として、①意識レベルや注意力の低下がみられる、②筋力低下・錐体外路症状*をきたす、③自律神経系の障害をもたらす、④口腔機能（口腔乾燥・味覚異常など）を低下させる、の4つが挙げられます。

　内服薬のなかで摂食嚥下機能にもっとも影響するのは、脳機能を抑制する薬剤です。特に、不穏・せん妄・うつ症状・不眠などに対して処方される抗精神病薬や抗不安薬、抗うつ薬（特に三環系抗うつ薬）の長期服用は、覚醒レベルの低下を招き、嚥下反射を抑制することから誤嚥を誘発するリスクが高くなります。

また、パーキンソニズムなど錐体外路症状が出やすく、食事困難を助長してしまう恐れがあります。筋弛緩薬、抗コリン薬、カルシウム拮抗薬は、嚥下に関わる筋肉の収縮力を低下させることがあります。筋肉の収縮が持続的となると、舌の突出や咽頭腔の狭窄がみられ、遅発性ジスキネジア（無意識かつ反復的な運動過多）では口唇・頬部・舌・下顎の不随意運動が観察されます。

　さらに、利尿薬、抗不整脈薬、抗コリン薬、抗ヒスタミン薬、抗精神病薬は唾液分泌が抑制され口腔乾燥をきたしやすく、味覚異常や咀嚼機能の低下をもたらし、食塊形成が困難となります。そのため、食べものが口腔に入ってから嚥下に至るまでの時間が延長する傾向にあります。その他、抗がん剤など味覚異常などをきたす薬剤も多く、これらのような薬を多剤服薬している場合は処方医に薬の減量や変更、中止を相談するなど処方薬の整理が必要です。また、処方された薬がしっかり飲めているか、服薬支援に目を向けることも忘れてはいけません。

表 1-1　薬剤と摂食嚥下機能の関係　　　　　　　　　　　（文献 8 より引用作成）

●抗精神病薬 ●抗不安薬 ●抗うつ薬	①錐体外路症状の出現、②精神活動の低下、③意識レベル・注意力の低下、④咳・嚥下反射の低下、⑤口腔乾燥
●制吐薬 ●消化性潰瘍薬	錐体外路症状の出現
●抗てんかん薬 ●抗ヒスタミン薬	精神活動の低下
●筋弛緩薬	①精神活動の低下、②筋力の低下
●抗コリン薬	①口腔乾燥、②食道内圧の低下
●カルシウム拮抗薬	①平滑筋や骨格筋の機能障害、②下部食道括約筋の収縮低下
●降圧薬（利尿薬・交感神経抑制薬） ●抗不整脈薬	口腔乾燥
●抗がん剤	①口腔乾燥、②味覚異常、③食欲の低下

＊ 錐体外路症状：錐体外路は、大脳皮質より骨格筋（手足の骨格に接着する随意性の筋組織）の緊張と運動を不随意的に支配しており、錐体外路が障害されると不随意運動が起こる。錐体外路は大脳基底核を通過するため、ドパミンやその受容体に異常が生じると障害が起きやすい。ドパミン受容体の遮断作用によるパーキンソニズム（緩慢な動作や振戦など）はその代表例である。

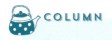 COLUMN

内服薬が残留しやすい箇所をチェック

　口腔機能の低下は、食べることだけでなく、薬を飲むことも難しくなり、口腔や咽頭に薬剤が残留しているケースがしばしばあります（**図1-2**）。食べる力が低下した高齢者は、背景に複数の疾患を抱えていることが多く（P.36）、何種類もの薬を内服しているケースがみられます。「内服薬」と一言でいっても、細粒、錠剤、カプセル剤、シロップ、OD錠などさまざまな剤形が存在します。

　特に、口唇の閉鎖や舌の送り込む力が減弱すると、錠剤やカプセル剤を、水または、お茶と一緒に飲み込むことが難しくなります。解決策として、とろみ水などを用いて内服すればよいように思いがちですが、仮に、とろみ水を誤嚥することなく飲めても、錠剤やカプセル剤が一緒だと誤嚥しやすくなるという報告があります[9]。

　また、摂食嚥下障害がみられる高齢者で多剤服用しているケースでは、

図1-2 薬剤の残留

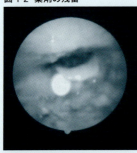
喉頭蓋谷にある舌扁桃に引っかかっている錠剤が嚥下内視鏡画像よりわかった。とろみ水はうまく嚥下できても錠剤を一緒に飲めるとは限らない。

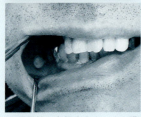
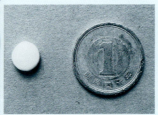
74歳男性で左視床出血、くも膜下出血、血管性認知症の患者。内服約2時間後に口腔内から錠剤が除去された。

他の剤形に比べOD錠が内服しやすく[10,11]、さらに、75歳以上では、ほかの薬と一緒に服用する際、1錠でもOD錠が含まれているほうが内服しやすいと回答する割合は高くなります[12]。食事介助の現場では、薬が飲みやすいようにゼリーやヨーグルトに混ぜるなど工夫することも多いですが、薬剤の残留がないか口腔内を観察し、しっかり飲めたか確認が必要です。特に、錠剤やカプセル剤が口腔内で残留しやすい①歯肉と頬粘膜の間、②硬口蓋、③舌下部、④入れ歯の粘膜面（裏側）はチェックしましょう（図1-3）。

口腔機能の低下により服薬アドヒアランスに影響が出ることが懸念されます。口腔機能に適した剤形選択・変更が必要であるため、内服しにくい場合は主治医または処方医に相談することが大切です。

図1-3 薬剤の残留しやすい部位

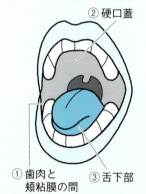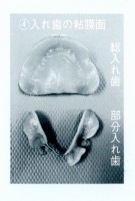

薬を内服している高齢者の口腔機能が低下すると、口腔内に薬が残留しやすくなる。さらに、入れ歯の適合が悪いと入れ歯の頬膜面にも錠剤や散剤が残留するケースが多くみられる。

心理

　若齢者の精神機能の低下は原因が明確であることが多い一方で、高齢者の場合はさまざまな原因があり複雑に絡み合っていることが多く、なかでも親しき人の喪失体験が影響することが多いです。人は誰でも年齢を重ねれば、友人や兄弟、親、配偶者との死別を経験しますが、この喪失感はやがて、気分が落ち込んだり、意欲や気力が低下するなど生きがいの喪失や孤独感を増強させます。他にも、定年退職による社会的立場の喪失や、身体面の老化といった肉体的喪失も同様に、精神機能の低下につながる原因となります。さらに、疾患の合併や、生活環境の変化も精神機能の低下を招く原因となり得ます。この精神機能の低下が「老人性うつ病」[13]を誘発する可能性が指摘されており、心因的問題で食欲不振につながるケースも多いとされています。さらに、精神的な悩みやストレスにより突然の食思不振を招くことがあります。

　また、ヒトは、嗅覚を手がかりとして食べものを認知する多くの動物と異なり、視覚からの情報を優先し食べものを認知することで捕食に至る[14]ため、心理的に食欲が低下している場合、食品の盛り付けや彩り、食器の色や形などで食に対する過去の記憶や嗜好を刺激することで食欲向上につながることがあります。

ろ 老化

ここでは、主に口腔の老化とからだの老化についてみていきます。

a. 口腔の老化

食塊形成には、口腔の協調運動が必要ですが、年齢とともに口腔機能は衰退します（表1-2）。その代表が、う蝕や歯周病による歯の喪失です。前述のように、歯がなくなると食物を十分に噛んで粉砕できないため、硬いものや弾力のある食品は不得手となり、つい丸飲みするようになります。これに舌の筋力低下が重なれば、飲み込みに十分な力が入らず、誤嚥や窒息のリスクは高くなります。また、臼歯部の噛み合わせがなくなると、顎の位置が不安定となり頻繁に顎関節が外れるようになります（習慣性顎関節脱臼）。

そして、口唇や頬、口蓋などの粘膜が薄くなることも老化現象の一つです。口腔粘膜には、多くの小唾液腺が存在するため、薄くなると小唾液腺の数が減り口腔乾燥症をきたします。さらに、大唾液腺（耳下腺・顎下腺・舌下腺）のうち、特にサラサラした漿液性唾液を分泌する耳下腺が萎縮しやすいため、口腔内の粘つきが多くなります。

また、加齢とともに味覚も変化し、5つの基本味（甘味、酸味、塩味、苦味、うま味）のうち、特に甘味と塩味の感受性が低下しやすくなります。この状態が進行すると、食べることが疎かになると推測でき

表 1-2 加齢による口腔内の老化

歯	う蝕、歯周病などで歯数が減少する
口腔粘膜	粘膜上皮が薄くなって小唾液腺が減少し、口腔が乾燥しやすくなる
舌	舌乳頭が委縮・消失し、味蕾が減少するため味覚の感受性が低下する
唾液腺	特に耳下腺の漿液細胞において委縮・消失が著明にみられるため漿液性の唾液分泌が減少し、口腔乾燥症の原因となる
顎骨	歯の喪失による歯槽骨の吸収とともに、咬合高径が低くなると顎関節は脱臼しやすくなる

第 1 章　老いても「食べる」　　023

ます。一方、高齢者では日常生活のなかで生じる基本的な動作(ADL)が緩慢になることから口腔清掃が不十分になると口腔内に細菌が繁殖しやすく、誤嚥性肺炎などの気道感染症が誘発され、さらに、低栄養やQOLの低下につながることが懸念されます[15]（図1-4、表1-3）。

図 1-4　加齢による口腔内の細菌叢の変化　　　　　　　　　　　　（文献 15 より引用作成）

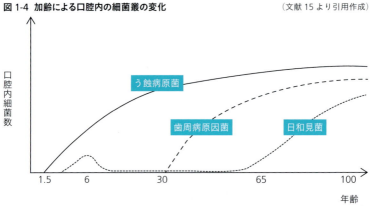

要介護高齢者では、日常生活活動度の低下による不十分な口腔ケアと、加齢による免疫能の低下などにともない口腔内日和見菌が増加する。

表 1-3　口腔内で見られる主な日和見感染菌

・ *Candida albicans*（カンジダ菌）
・ *Klebsiella pneumoniae*（肺炎桿菌）
・ *Pseudomonas* sp.（拮抗細菌緑膿菌も含む）
・ *Staphylococcus aureus*：MRSA（メチシリン耐性黄色ブドウ球菌）；MSSA（メチシリン感受性黄色ブドウ球菌）
・ *Serratia marcescens*（セラチア菌）
・ *Branhamella catarrhalis*（カタル球菌）
・ *Haemophilus influenzae*（インフルエンザ菌）

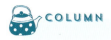

COLUMN

口腔体操のすすめ

　老化にともなう口腔機能の衰えに対し、早い段階で予防策を講じることは元気に食べる観点から健康寿命の延伸においてとても重要なことです。そのためには、う蝕や歯周病などの感染症のみならず口腔の機能的健康にも意識を向けることが大切で、いわば、口腔のアンチエイジングともいえるでしょう。

　そこで、簡単な口腔体操を2つご紹介します。まずは準備運動として「あいうえおストレッチ」を行ったあと、筋トレとして「リップタントレーニング」を行うと効果的でしょう。

あいうえおストレッチ

できるだけゆっくり伸ばして広げるイメージで10秒ずつキープしましょう。

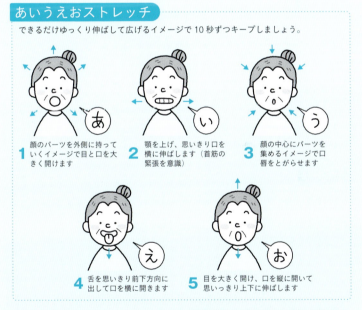

1 顔のパーツを外側に持っていくイメージで目と口を大きく開けます

2 顎を上げ、思いきり口を横に伸ばします（首筋の緊張を意識）

3 顔の中心にパーツを集めるイメージで口唇をとがらせます

4 舌を思いきり前下方向に出して口を横に開きます

5 目を大きく開け、口を縦に開いて思いっきり上下に伸ばします

　「あいうえおストレッチ」は、主に表情筋や口腔周囲・頚部の筋肉を伸展させ、咀嚼や嚥下に関連する筋肉の可動域をアップすることが目的です。「あ→い→う→え→お」の順にできるだけ大きくゆっくり一語一語意識しながら口を動かすのがポイントです。起床後のブラッシング時

や、入浴中などに実践すると習慣化しやすいでしょう。

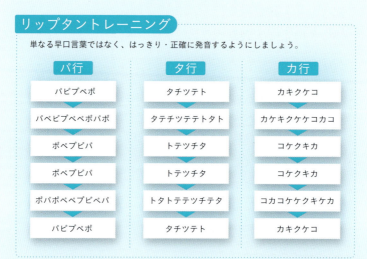

　一方、「リップタントレーニング」は、「パ・タ・カ」3種類の単音節をできるだけ早く交互に繰り返すことで構音器官の運動速度と規則性を評価するオーラルディアドコキネシス[16]を改変したトレーニングです。「パ」は口唇の運動を、「タ」は舌の前方の運動を、「カ」は舌の後方の運動を評価するものですが[17, 18]、これをトレーニングとして利用する場合、「パ・タ・カ」を繰り返すだけでは単調かつ負荷も軽いため、あえて「パ」行、「タ」行、「カ」行をそれぞれ一定順序に並べ替えました。これを繰り返して発声することにより、口唇と舌を鍛えることができます。さらに、この複雑な文字列を暗記するよう努力すれば、記憶力の向上も期待できるでしょう。

　いずれも特殊な道具を必要とせず、家庭で簡単にできる口腔体操です。口唇・舌・頬・頸などの筋肉を鍛え、さらに、よく噛んで唾液の分泌を促進させることで食塊形成の向上や誤嚥の軽減につなげられるとよいでしょう。

b. 身体の老化

● 予備力が低下する

　身体の各機能には 運動や危機的状況、病気のときに発揮される「最大能力」と「日常活動に必要な能力」があり、この2つの能力の差を「予備力」といいます。「予備力」は老化するにつれ低下しやすく病気にかかりやすくなるため、高齢者は複数の疾病を併存していることが多くあります。

　また、日常生活には事欠きませんが、それ以上の活動が要求されると十分に対応しきれなくなり、無理やがんばりがきかなくなります。たとえば、普段歩くには支障はないものの、走ったりすると息切れや動悸がして立ち止まるのも「予備力」の低下が原因とされます。

● 恒常性機能維持が低下する

　恒常性機能が低下すると、環境の変化に適応できなくなります。たとえば、体温調節能が低下すると外気温とともに体温が上昇してしまったり、水・電解質バランスの異常により発熱、下痢、嘔吐をきたし容易に脱水症状を起こしやすくなります。

　また、耐糖能が低下すると、血糖値を一定に維持する能力が低下し、インスリンや経口糖尿病薬の治療を受けている高齢者は低血糖を起こしやすくなります。さらに、血圧も変動しやすく、一般的には老化とともに血圧は上昇する傾向にあります。通常、目覚める前から徐々に血圧は上昇し、起床してからの活動にむけて準備を始めます。起床後には次第に下がりますが、高血圧の素因があると起床後も血圧は上昇し続けます（早朝高血圧）。また、朝食を抜くと空腹によるストレスから血圧上昇に拍車がかかり、脳血管障害や心疾患のリスクが高くなります[19]。

● 姿勢の保持が困難となる

　年齢とともに背筋力が低下して円背になると、体幹のバランスを

第1章 老いても「食べる」　027

図 1-5 高齢者の姿勢

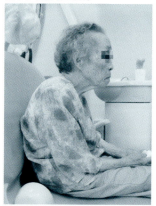

円背になると、顎が突き出て前頚部（首の前）が突っ張ってきてしまう。

代償しようと自然に顎を前に突き出した姿勢となりやすくなります（図 1-5）。この姿勢は肺を取り囲む胸郭の形状が変化することに加え、前頚筋群が過緊張となりやすく嚥下運動や咳の妨げとなります。

● 呼吸筋力が低下する

呼吸筋（横隔膜・肋間筋）の筋力が低下すると、十分に呼吸運動できない傾向にあります。肺の弾力性がなくなると吸気に比べ呼気が十分にできないため、換気が不十分となりやすいのです。その結果、肺の中にガスが残り、肺は持続的に膨らんだ状態（過膨張）となります（図 1-6）。

また、気管支分泌物の運搬能力の低下がみられ、気管支内は持続性あるいは反復性に粘液分泌が過剰な状態となります。気管支から常にゴロゴロとした雑音が聴こえ、呼吸は苦しく食欲も低下します。

● 消化機能が低下する

唾液・胃液・胆汁・膵液など消化酵素を含む分泌液が減少することにより、消化が悪くなります。たとえば、小腸のラクターゼ濃度

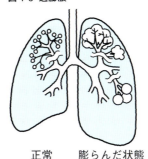

図 1-6 過膨脹

正常　　膨らんだ状態

が低下するため、高齢者では乳製品をうまく消化できない人が多くなります（乳糖不耐症）。また、食道の収縮力が減弱し、上部食道括約筋（upper esophageal sphincter：UES）の張力が弱くなることで蠕動運動が低下します。これは、食欲減退にもつながるでしょう。

　さらに、下部食道括約筋（lower esophageal sphincter：LES）も緩む傾向にあり、特に高齢女性では胃食道逆流症（gastro esophageal reflux disease：GERD）の原因となります（図1-7）。その他、食道裂孔（食道が横隔膜を貫く孔）も加齢にともない大きくなり、胃の一部が横隔膜の上にはみ出す食道裂孔ヘルニア（図1-8）を生じ、GERDの原因となります。一方、胃の弾力性が低下するため、一度に大量の食べものを摂取できなくなり、小腸に食べものを送り出す速度も低下することが高齢者の特徴です。

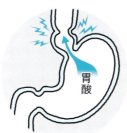

図 1-7 胃食道逆流症（GERD）

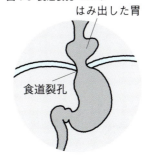

図 1-8 食道裂孔ヘルニア

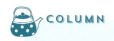
COLUMN

口腔機能の低下とフレイル

　高齢者が要介護状態となる原因として「フレイル」[14]の問題があります。「フレイル」は、要介護状態となる前の虚弱な状態を意味し、多くの高齢者は健常な状態から「フレイル」を経て要介護状態に至るとされています。そこで、「フレイル」の早期発見こそが健康寿命を延伸する鍵となるため、啓発や予防を目的とした地域保健活動や介護予防事業を展開することが、高齢者一人ひとりが老化を防ぐ動機づけとして非常に重要となるのです。

　なかでも、口腔機能が低下すると、前述したように、食べたいけれど機能的に食べられない食品が多くなり、栄養の偏りや心理的満足の低下から身体的にも精神的にも「フレイル」を助長することが危惧されます。すると、社会的孤立や引きこもりを招きかねず、身体活動量や体力の低下に拍車をかけ、生活の質（quality of life：QOL）を大きく損ねてしまうかもしれません。つまり、高齢者の食の変化は、「フレイル」が始まったサインの一つと考えられ、それを見逃さないことが重要なのです。

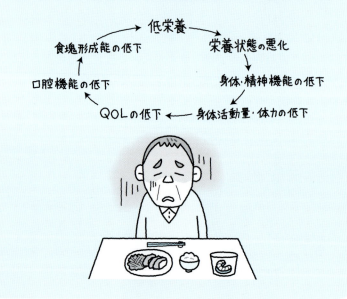

え 栄養

「飽食の時代」と呼ばれ、日本の食糧事情はとても豊かです。しかし、その裏で、多くの高齢者が低栄養の傾向にあることをご存知でしょうか？　信じがたいことですが、平成28年度の国民健康・栄養調査によると、65歳以上の約18％が低栄養に該当するのです。これは、高齢者の6人に1人の割合になります。

この背景には、P.23〜29で述べた老化にともなう運動量の低下や味覚、嗅覚の衰えなどの影響があり、食事の摂取量が徐々に減っていきます。これに加え、P.11の環境で述べたように近年増加する独居や老老世帯では、買い物や調理が億劫になることも少なくありません。こうしたことから、「食べること」への関心がうすれ、食生活が単調になったり、食事の回数や量が減っていくことが考えられます。また、要介護者では、介護力の不足やネグレクトなど介護環境の問題が低栄養の進行に拍車をかけると推察されます。

このような事情がある一方、多くの高齢者の場合、低栄養の状態になっていても自覚しにくいという特徴があります。そのため、一見、元気そうであっても、本人も周囲も気づかないうちに栄養不足になっていることもあります。低栄養に陥ると、本人の自覚症状がないまま、じわじわと体全体に問題が生じます。具体的には、体内でタンパク質から合成されるアルブミンが減少します。アルブミンは血管や筋肉、免疫細胞などに欠かせない物質であるため、不足によって、以下のような影響が予測されます。

a. 筋肉量・骨量の減少

老化にともなう筋肉や骨量の減少とは別に、栄養が不足するとさらに筋肉量が減少します。また、低栄養の状態で激しい筋トレやリハビリを行うと逆効果となることもあるので注意が必要です。筋肉量が少ないと転倒しやすく、骨量も減っているので、骨折のリスクも高まります。高齢者の場合、骨折をきっかけに寝たきりとなるこ

とも少なくありません。

b. 免疫機能の低下

　免疫機能が低下すると、さまざまな感染症にかかりやすく、創傷治癒も遅延します。また、唾液や食べものによる誤嚥性肺炎を発症するリスクも高くなります。

c. 認知症のリスク

　アルブミン値が低い人はそうでない人に比べて、認知症の入口である認知機能の低下リスクが2倍といわれています[20]。

d. その他

　アルブミンの不足は心臓病や脳血管障害のリスクを高めることがわかっています。また、これらのトラブルが重なると、寝たきりになったり死につながる危険性が高くなります。

　このようにさまざまな影響がありますが、いかにして高齢者に必要な栄養摂取を考えればよいのでしょうか？　高齢者の場合、とくにタンパク質が不足しないように気をつけましょう。前述したようにタンパク質の摂取不足は低栄養を招きやすいため、1日3回の食事でタンパク質が豊富に含まれる肉や魚、大豆製品を食べるようにしましょう。また、一度に多くの摂取が難しい高齢者は、間食に牛乳・乳製品を摂取するように心がけるとよいでしょう。

　普段の食事では、三大栄養素（表1-4）のバランスの良い食事メニューを心がけ、日々の食事から、1日に必要なエネルギーやタンパク質、脂質、炭水化物を補うようにしましょう。さらに、ビタミンやミネラルの摂取も重要です。ビタミンやミネラルは、細胞の機能や酵素の働きを助ける微量栄養素です。その必要量は微量ではありますが、不足するとさまざまな欠乏症を招きます（P.34-35 表1-5）。特に高齢者ではナトリウム不足による脱水や食欲不振、カルシウム

032

表 1-4　栄養素

栄養素	主な役割
糖質（4 kcal/g）	エネルギー源
タンパク質／アミノ酸（4 kcal/g）	からだの構成成分（筋肉など）
脂質（9 kcal/g）	エネルギー源、細胞膜の構成成分
ビタミン	からだの調節機能
ミネラル	細胞の機能や酵素の働きを助ける

三大栄養素

不足による骨粗しょう症、ビタミン・亜鉛不足による味覚障害や口内炎、鉄不足による貧血などに注意が必要です。日々の食事や身体機能維持にも目を向け体を健康な状態に保ちましょう。

表 1-5 ビタミン・ミネラルと不足症状

栄養素		作用	不足症状と欠乏症
ナトリウム（Na）		胃酸・腸の消化液の分泌を促進して、消化を促進する、細胞の浸透圧を維持する、体液のpHを保つ	脱水、食欲不振、疲労
カリウム（K）		細胞の浸透圧を維持する、心臓、筋肉機能を調整する、神経系の刺激伝達と活動に関与	筋力低下、食欲不振
カルシウム（Ca）		骨と歯を形成する、血液凝固作用	骨粗しょう症、骨軟化症、神経・精神・筋症状（テタニー・痙れん）
マグネシウム（Mg）		神経の興奮性や筋肉の収縮を調整する、骨代謝、体温や血圧の調整	動脈硬化、骨粗しょう症、神経・筋症状
リン（P）		骨と歯を形成する、細胞膜形成	骨軟化症、骨格・筋肉・心筋の衰え、貧血
クロール（Cl）		タンパク質の消化促進、pH調整、殺菌効果、浸透圧の調整	低クロール血症
鉄（Fe）		酸素の供給、栄養素の燃焼	鉄欠乏性貧血、潜在性貧血
亜鉛（Zn）		核酸・タンパク質の合成、味覚機能、免疫機能、糖・脂・タンパク質・骨の代謝	味覚障害、食欲不振、免疫力の低下、皮膚炎、脱毛、口内炎、創傷治癒の遅延、血糖値の上昇、精神障害
銅（Cu）		ヘモグロビンの合成、メラトニン色素生成に関与	貧血、骨異常、下痢症、毛髪や皮膚の色素脱失
マンガン（Mn）		骨の形成促進	先天性奇形、皮膚炎、低コレステロール血症
ヨウ素（I）		甲状腺ホルモンの成分	甲状腺機能低下症、甲状腺肥大、精神（発達）遅延
セレン（Se）		生体内の過酸化脂質を除去する	克山病、下肢の筋肉痛、皮膚乾燥、皮膚の薄片状
クロム（Cr）		インスリンの作用促進	耐糖能の低下、高コレステロール血症、視力障害
モリブデン（Mo）		窒素や硫黄代謝に関与	精神遅延、神経障害、痙れん（遺伝的欠損の場合）
コバルト（Co）		ビタミンB$_{12}$を構成	ビタミンB$_{12}$欠乏症、悪性貧血
フッ素（F）		歯のエナメル質の強化、鉄吸収に関与	う蝕、貧血
脂溶性ビタミン	ビタミンD	強い歯や骨を作るカルシウムの吸収を高める、カルシウムとリンの吸収を助け、骨や歯への沈着を促す	骨軟化症、骨粗しょう症、副甲状腺機能低下症、慢性腎不全、ビタミンD代謝異常にともなう諸症状（テタニー、低カルシウム血症、しびれ）、低リン血症
	ビタミンE	赤血球の溶血を防止する、抗酸化作用	動脈硬化、赤血球の溶血亢進にともなった貧血、小脳運動失調症、神経症状
	ビタミンK	血液凝固因子を合成する、骨にカルシウムが沈着するのを助ける	出血傾向、斑状出血、血液凝固能減退、新生児の脳蓋内出血、新生児メレナ
	ビタミンA	薄暗いところで視力を保つ、皮膚や粘膜を正常に保つ、抗酸化作用	夜盲症、結膜・角膜乾燥、感染症に対する抵抗力の低下、角化性皮膚疾患、甲状腺機能亢進症

034

表 1-5 つづき

栄養素		作用	不足症状と欠乏症
水溶性ビタミン	ビタミン B₁	糖代謝に働く、消化管の分泌を促す	脚気の諸症状（神経障害、循環器障害、浮腫、消化器症状）
	ビタミン B₂	脂質代謝促進、過酸化脂質を分解する	口角炎、口唇炎、舌炎、脂漏性湿疹、結膜炎、角膜炎、皮膚炎
	ナイアシン	糖・脂質の代謝に働く、脳神経の働きを助ける、抗皮膚炎作用	ペラグラの諸症状、ビタミン B2 欠乏に似た口唇炎・口角炎・皮膚炎
	パントテン酸	ストレスへの抵抗力をつける、免疫抗体の生産に働く、自律神経の働きを維持する	副腎皮質障害、末梢神経障害、心拍数増加、起立性低血圧症
	ビオチン	糖・脂質・タンパク質代謝、健康な皮膚や髪を保つ	脂漏性皮膚炎、萎縮性舌鱗、脱毛、筋肉痛、悪心、食欲不振、嘔吐、神経障害
	ビタミン B₆	脂・タンパク質代謝、皮膚の抵抗力を高める	低色素性小球性貧血、多発性末梢経炎、口唇炎、口角炎、皮膚炎
	葉酸	赤血球の生産、タンパク質・核酸の合成、胃腸粘膜の機能正常化	大球性・巨赤芽球性貧血、神経障害
	ビタミン B₁₂	赤血球の産生	悪性貧血の諸症状（貧血、出血性素質、消化器症状、末梢性神経障害）
	ビタミン C	コラーゲンの合成（皮膚や血管、粘膜、骨を強くする）、免疫力を高める、抗酸化作用、鉄や銅の吸収を助ける	壊血病（出血傾向、紫斑症、筋肉痛、関節痛、歯肉の発赤・膨張と出血）

び 病気

a. 罹患しやすく、合併症を起こしやすい

　高齢者は栄養不足に加え、予備力・防御力・回復力・適応力が低下しがちであるため複数の病気に罹りやすく、また治りにくいとも

表 1-6　高齢者が罹患しやすい病気

【脳の疾病】	【呼吸器系の疾病】	【関節・骨の疾病】
・脳出血	・気管支喘息	・関節リウマチ
・くも膜下出血	・肺気腫	・変形性関節症
・脳梗塞 (脳血栓・脳塞栓)	・肺炎	・骨粗しょう症
・脊髄小脳変性症	・肺結核	
・パーキンソン病（症候群）		【皮膚の疾病】
・アルツハイマー型認知症	【胃腸系の疾病】	・褥創
・脳血管性認知症	・胃潰瘍・十二指腸潰瘍	・疥癬
	・胃がん	
【慢性的な疾病】	・腸閉塞	【目の疾病】
・高血圧症	・大腸がん	・白内障
・糖尿病		・緑内障
・高脂血症	【肝臓系の疾病】	・糖尿病性網膜症
・閉塞性動脈硬化症	・胆石症・胆のう炎	
	・肝硬	
【心臓系の疾病】		
・狭心症	【泌尿器系の疾病】	
・心筋梗塞	・尿路感染症	
・慢性心不全	・前立腺肥大症	
・急性心不全	・慢性腎不全	

表 1-7　高齢者に多い合併症

・筋萎縮による筋力低下や骨突出	・誤嚥
・褥瘡	・心肺機能低下
・関節の拘縮	・深部静脈血栓
・尿路感染	・意欲の低下
・便秘	・睡眠覚醒障害
・起立性低血圧	

言われており、主に表1-6のようなものがあげられます。また、老化によってみられる代表的な合併症として表1-7に示すものが挙げられますが、なかでも寝たきりになると、褥瘡、尿路感染、誤嚥が多くみられ、発熱の原因となることがあります。

b. 疾患により影響を受ける機能は異なる

先に挙げたような病気が原因となって生じる機能低下により「食べる力」は影響を受けます。どのような病気であるかによって、その原因は大きく2つに分類されます（図1-9）。一つは、神経・筋系の異常により機能的な障害がみられるタイプです。これは、口腔や咽頭、食道などの摂食嚥下に関連する器官の構造が正常であっても、器管の運動に問題が生じ、食塊形成がうまくできず、送り込みにくい状態（摂食嚥下障害）となることが多いと言われています[21-27]。

代表的な原疾患としては、脳血管障害、筋萎縮性側索硬化症、パー

図1-9 病気が原因となって生じる機能低下による分類

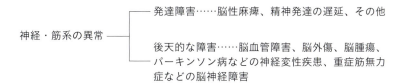

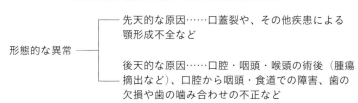

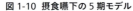
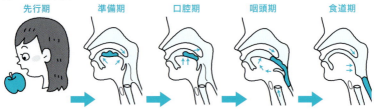

図 1-10 摂食嚥下の 5 期モデル

キンソン病などの神経変性疾患、多発性硬化症、脳炎、脳腫瘍、脳性麻痺、外傷性脳損傷、筋ジストロフィー、重症筋無力症、多発性筋炎などの脳神経系の障害があります。既往歴にこれらの病名が挙がる際は、口腔での食塊形成や舌の送り込みに特に注意し、問診・診察する必要があります。特に脳血管障害の急性期では、約半数以上の患者さんに摂食嚥下障害がみられます[28]。多くの場合、治療やリハビリを行うことで 1 ヵ月間ほど経過するとある程度の改善が期待できますが、残念ながら十分に改善がみられないケースもあります。

　一方、口腔、咽頭、食道など摂食嚥下に必要な器官の解剖学的な構造に異常（形態的な異常）をきたし、食塊の通過障害が起こるタイプがあります。疾患の例を挙げると、先天的なものでは、口蓋裂など顎の形成不全がある場合、後天的なものでは舌がんや咽頭がんなどの口腔・咽頭の腫瘍手術による場合や、術後の障害が原因となる場合が多いです。

　たとえば、既往歴に舌がんがある場合、手術により舌を切除したことで、舌の運動障害が生じます。すると、食塊を口腔内から咽頭へ送り込むことが困難となります。この状態は、「摂食嚥下の 5 期

モデル」でいう"口腔期"の障害に該当します（図1-10）。また、既往歴に咽頭がんがある場合、手術によって舌根部や咽頭後壁を切除することにより、口腔から咽頭に送り込まれた食塊を一気に食道へと押し込むための咽頭収縮力が減弱し、"嚥下圧（咽頭内圧）"が低下してしまいます。すると、嚥下しても食塊が咽頭に残留してしまいます。これは、「摂食嚥下の5期モデル」でいう"咽頭期"の障害に該当します。いずれの場合も、手術による切除範囲が広くなるほど、摂食嚥下障害が重度になる傾向にあります。

　原疾患が何であるかによって食支援のプランニングや方向性が異なるため、背景にある疾患を理解することは「食べる力」をサポートするために非常に重要です。

P.14〜18写真提供：西出一美・歯科衛生士、重吉幸代・管理栄養士（社会福祉法人松寿園）

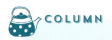

COLUMN

よく噛むということ

　健康増進を啓発する運動の一つに有名な「8020運動」があります。「80歳になっても20本以上自分の歯を保とう」と、1989年より厚生省（現：厚生労働省）と日本歯科医師会が推進してきましたが、2017年には8020達成者が50%を超えました。30年間の活動が実を結び、高齢者の歯を残すことに対する意識付けと関心度の高さが伺えます。8020達成者は、歯がない高齢者に比べ、おいしく食べられる品目も圧倒的に多いため、食生活から感じる幸福度も高いでしょう。まさに、歯は健康寿命の延伸に大切な存在であることに間違いないのです。

　しかし、20本以上の歯さえあればなんでもうまく食べることができるかと問われれば話は別です。なぜなら、咀嚼するためには歯以外の要素も必要となるからです。若い頃は気にする話ではないかもしれませんが、年齢を重ねて嚥下機能が低下すると、口腔内でよく噛んで食塊形成できなければ、そのまま無理に飲み込んで誤嚥や窒息を起こすリスクは高くなります。

　餅つきに例えると、杵と臼だけ使って餅をついてもグチャグチャな状態になるだけで、餅の塊はできません。挙句の果てには、杵や臼に餅がくっついてしまいます。餅の塊をしっかり作るには、水と手でこねる動作が必要です。つまり、口腔の役割に置き換えると、水が唾液で、手でこねる動作が舌の運動に相当します。実際、食べるときも食物が口腔に入ると口唇が閉じ、歯で噛み粉砕し、舌の運動によって唾液と食物が混和されます。そして、食塊が形成されると舌によって喉に送り込まれます。したがって、十分な食塊形成を行うためには、歯だけでなく、唾液と舌の運動が鍵となるのです。

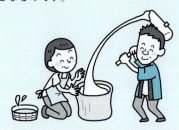

第 2 章

「食べる力」の見える化

「食べる力」をチェックする歯科の役割

　「食べること」を診療する専門科はいったいどこなのでしょう。内科、リハビリ科、耳鼻科、それとも歯科？……その答えは見つからないような気がします。そもそも、咀嚼や嚥下の評価や治療以外に、訓練や姿勢の調整、食形態の選択、食事場面の観察や介助など多くの職種がさまざまな「食支援」に携わります。さらに、一言で「食べること」に携わるといっても、対象者の疾患やステージ、重症度によって評価や介入する内容・レベルは異なり、適材適所で多角的に取り組むことが求められるため、誰か一人が取り組めば完結するものではありません。したがって、観察（観る）、診療（診る）、看護・介護（看る）と3つの「みる」を駆使して「食べること」に対応できるチーム構成が必要となるのです。
　昨今、歯科での「食支援」がたびたび話題となりますが、なぜ歯科が関わる必要があるかについて今一度考えてみましょう。歯科医院を訪れる患者さんの多くは、「歯が痛い」「歯ぐきが腫れた」「入れ歯が合わない……」など歯（入れ歯）に対する治療を目的に来院します。これに対して、歯科医院では目先の疾患に対する治療を行うだけでなく、治療後、どの程度の食事ができるか患者さんから聞き出すことが食支援の取っ掛かりになると考えます。つまり、おいしく食べることができる口腔をサポートすることによって、「食べること」に携わるチームの一員として歯科は重要なポジションを担うのです。歯科では「食」の入口である口腔を一つの器官として捉

第 2 章　「食べる力」の見える化　　041

え、歯（入れ歯）の治療のみならず、全身の健康維持やフレイル予防の一環として生活（食生活）の相談や指導に努める大きな役目があります。

医学的評価だけでは計り知れない「食べる」意思

　第1章で述べたように、「食べる力」には価値観や生活環境、培ってきた経験による食習慣や食の記憶が影響すると考えます。当然、医学的評価のみでこれを紐解くことは至難の業です。まして、長年の習慣である食事を、医療や介護の現場において一律な食事介助で体系づけるのは無理があるように思います。本来、食べることは生活においてもっとも日常的かつ自由な行動です。食行動の心理を考えても、通常、好きなもの、おいしいものならたくさん食べたいですが、嫌いなもの、まずいものは腹が減っていても好んで食べようとは思いませんよね。

　しかし、病気や認知症になって入院した場合やADLの低下にともない高齢者施設への入所が決まると話は別です。これまで自由だった食事が、栄養も食形態も摂取量もすべて安全を第一に管理されるようになります。本人が食べたがっているにもかかわらず、誤嚥や窒息のリスクのみを理由に食事を中止されているケースがあるかと思えば、食べたくないという本人の意に反して周囲が無理に食事介助しているケースもあります。時と場合によりますが、栄養と咀嚼・嚥下機能のみを天秤にかけ、安全管理を主体とした均質かつ単調な食形態ばかりを選択すると、変化に乏しく食べる楽しみも喜びもない、介助主導のつまらない食卓を提供する結果になり兼ねません。繰り返しますが、食べる楽しみや喜びとは、そもそも個々の幸福量に帰属するものです。「食べたい」「食べたくない」など食べることを楽しみや喜びと感じるかは本人の主観なのです。

　実際、医療や介護の現場では、意識レベルの低下など意思疎通が困難だと、食事場面においても周囲の判断が難しいことも多々ある

でしょう。それゆえ、その時々の状態変化をしっかり観察し、支援計画の再考を図る必要があります。時として食べる意欲が湧いてくるケースや機能改善がみられるケースもあるからです。栄養や咀嚼・嚥下機能は、あくまでも「食べる力」の一部分です。誤嚥や窒息のリスクを追及するあまり、過度な医療安全志向が先行すると、積極的な食支援から遠ざかり、「高齢者の多くは食べてはいけない」という結論に誘導されてしまいます。

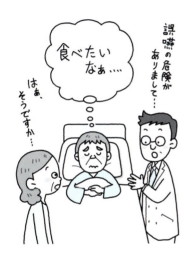

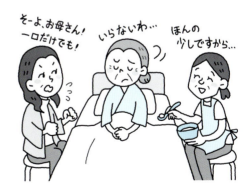

「食べる力」を維持・向上？ それとも安全性を担保？

　また、実際、高齢者の食事場面を観察していると、もっと食べられるはずなのにゼリーやペースト食レベルの食形態を上限として管理されているケースにしばしば遭遇します。評価結果から食べる力は申し分ないと判断しても、担当職員に聞くと、「無理したくない、このまま食べさせない方向でいいんです」とおっしゃいます。病院での嚥下機能検査や食事介助の場面においても「〇〇さん、よく噛んでくださいね〜」「はい、がんばってゴックンして！」など決まり文句にも似たセリフが検査室や病室から聞こえてきます。そして、誤嚥や窒息に対する安全性への配慮から「噛みやすい食品」や「飲み込みやすい食品」が選択されることが多いでしょう。

　食形態のレベルがアップすれば、食品のバリエーションは増え、味わいや食感が豊かになる一方、食材の物性が複雑化するため、時として誤嚥や窒息のリスクは高くなります。今後、食べる力の維持・向上を目指すのか、それとも食形態のレベルをアップせずそのまま最期を迎えるのか、どちらを選ぶかは現場の判断に委ねられます。

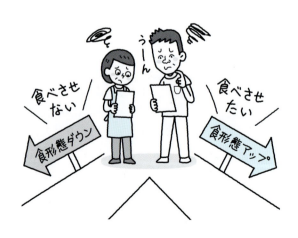

この分岐点は、「療養環境」と「食べることに対する価値観」にあります。病院では、治療を優先するため、「食べられない」という所見を障害（摂食嚥下障害）として捉えることが多くあります。すると、医療を遂行する上でリスクマネジメントの観点から安全を重視し、食事を管理しなければなりません。
　一方、施設や在宅では「食べられない人の世話をする」という観点から生活の一部として食事をケアするため、個々の尊厳を重視し、支援されることが多いです。つまり、一言で「食支援」といっても療養環境によって考え方や取り組む方向性は異なります。それゆえ、家族の思いや主治医の意見、ライフステージ、死生観にも配慮し、食べることの位置づけを明確にして食支援しなければ何をしたいのかよくわからなくなってしまうのです。食べられない「障害」を診ているのか、食べられない「人」を看ているのか、取り組む内容や考え方にギャップが生じるのは、その違いに理由があると考えます。

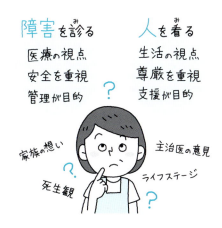

　ただし、一つ注意したいのは、危ないからといって安易に食形態のレベルをダウンさせると、みるみるうちに食べる力は低下する可能性があるということです。飲み込むだけで摂取できてしまう食品ばかりを与え続ければ、嚙む必要はないため、当然のことながら咀嚼回数が少なくなり口腔機能は退化していくでしょう。現状の「食

図 2-1 ライフステージでみる食支援

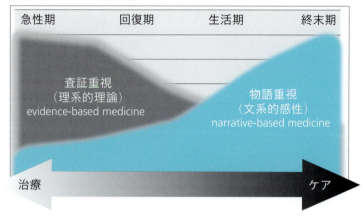

べる力」から目を背け、安全管理を第一主義に食形態のレベルをダウンさせることは控えたいと考えます。

　そもそも安全だけを意識した食事のあり方はいかがなものでしょうか。生活の視点で食べることを考えると、たとえ、誤嚥や窒息のリスクが高く、食事（栄養）として十分量を摂取できなくとも経口摂取の継続を叶えたほうが良いと思われる場面にも遭遇します。特に在宅療養の高齢者は、ライフステージを考慮して柔軟な対応を心がけたいものです。昔好きだったもの、いま食べたいもの、郷土の懐かしい慣れ親しんだ味など個々の希望や嗜好に配慮し、日々の食生活をサポートしたいと考えます。

　ただし、やみくもに対応するという意味ではなく、食物認知機能や食欲、療養環境についてよく考えることが大切です。そして、急性期・回復期・生活期・終末期と移り変わる過程において治療を重視する evidence-based medicine からケアとともに看取りを考える narrative-based medicine へとパラダイムシフトする感性も大切にしたいと考えます（図 2-1）。つまり、「食支援」に切れ間はなく、最期まで寄り添うライフケアなのです。

「食べる力」の評価

　「食べる力」を評価する検査として、一般的にガムやグミを噛んで咀嚼の程度を調べる咀嚼能力検査（グルコース含有グミゼリー咀嚼時のグルコースの溶出量を測定）や咀嚼能率スコア法、内視鏡を鼻孔から挿入して嚥下機能を評価する嚥下内視鏡検査（videoendoscopic evaluation of swallowing：VE）、エックス線透視下で造影剤を使用して行う嚥下造影検査（videofluoroscopic examination of swallowing：VF）などが知られています。

　屁理屈と言われるかもしれませんが、筆者は上記の検査では医学的に咀嚼や嚥下機能を評価できますが、食べることを総合的に判断しているとは言えないと考えます。先にも述べましたが、人は口腔と咽頭の機能だけで食べているわけではありません。「食べる力」には、第1章で述べた「カニや白えび」のようなさまざまな本質的要因が複雑に関与しているのです。この「カニや白えび」の関係を地域の多職種協働型食支援の羅針盤として、足し引きしながら有機的な連携を構築し、「食べる力」を導くべきだと考えています。

"計画ありき"から"観察ありき"へ

　病院や施設では、食支援の計画書やマニュアルを作成し、これに沿って食形態の選択やリハビリ手技、姿勢の調整など介助方法が検討されることが多いのではないでしょうか。これは、PDCAサイクルといって、Plan（計画）⇒ Do（実行）⇒ Check（評価）⇒ Action（改善）を繰り返すことで管理業務を継続的に改善していく手法です。先にも述べましたが、病院や施設では栄養管理と安全管理を主体に食事を考える傾向にあります。したがって、十分な観察なしに計画を立案すると、最初に作成された計画書と実際の食べる力に齟齬があった場合、PDCAサイクルはPlanが所与であるため思わぬ方向に食

図 2-2 PDCA サイクルと OODA ループ

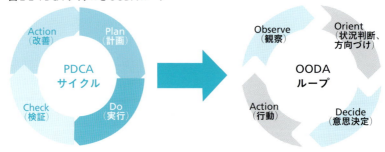

べる行為が誘導されてしまうことが危惧されます。

　たとえば、全身状態の改善や心理面の安定によって食べることに対する意欲が出てきたとしても周囲の気づきが鈍く、また、気づいたとしても当初の計画を逸脱しないよう新たな取り組みにブレーキをかけてしまうことがあるかもしれません。逆に、食べたくないような状況でも、無理に食べさせようとしてしまうこともあるかもしれません。管理主義の官僚制機関では金科玉条の如く使用している PDCA サイクルですが、高齢者の適正な食支援を検討する際には、この思考回路だけでは通用しないようです。

　高齢者の食事場面を観察していると、VE によって主治医から食べてはいけないと診断されたけれど、家族の差し入れは、こっそり問題なく食べている方がいたり、環境が変わったり、好きなものならうまく食べられる方に遭遇することがあります。つまり、食べることは、日によって、気分によって、体調によっても変化するため、ある時点での評価が継続して高齢者の食べることすべてを把握しているとは限りません。あくまでも一時点の一所見にすぎないのです。

　そこで、食べることの変化に的確に対応するためには、PDCA サイクルよりも OODA ループ*の思考が活きてくると考えます（図2-2）。PDCA サイクルに対し、OODA ループは、Observe（観察）→ Orient（状況判断、方向づけ）→ Decide（意思決定）→ Action（行動）の順で構成され、わかりやすく言うと「みる→わかる→きめる→うごく」

という循環です。つまり、計画の多角的な検討と柔軟な発想・臨機応変の実効性に期待できます。食事場面をよく観察し、そこから得られた所見を洞察することで療養環境を含めた状況を判断し、食支援方法を決定・行動する理論を筆者は勧めたいと思います。

誤飲・窒息事故は過失の有無が明確になりやすい

　高齢者の増加とともに、介護事故訴訟の件数は、年々増加傾向にあります。その内訳をみると「転倒」と「誤嚥・窒息」に関連するケースがほとんどです。裁判では、「転倒」ケースは、予見可能性が否定しがたい以上、結果論的見地から責任を認めますが、損害額を低く抑えることでバランスを取っています。一方、「誤嚥・窒息」ケースは、すべきことをしたか否かが比較的明白に判断できるため、白黒がはっきり付けやすい傾向にあるといいます[29]。

　この「すべきこと」とは、①誤嚥・窒息しにくい食材を提供していたか、②食事状況をよく観察（ミールラウンド）していたか、③家族や病院と連携していたか、④食事情報を記録化して残してあるか、の４つです。これらはリスクマネジメントの観点から高齢者の食事を管理するうえでとても重要な事項です[30]。

　なかでも、食事中もっとも避けたいのは「窒息」です。一見、問題なく自力摂取できているように見えても予期せず起きてしまうことがあります。むしろ、突然起きることの方が多いかもしれません。何事もない日々の食事場面であっても周囲が食べ方をよく観察し、リスクを予見することが大切なのです。

＊ OODA ループ：朝鮮戦争時にアメリカ空軍のジョン・ボイド大佐によって提唱された戦略理論。孫子の兵法やトヨタ経営方式をベースに生まれたとされ、最近は日本でもビジネスの現場を中心に応用が広がっている。

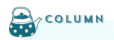
COLUMN

誤嚥や窒息の原因は食材だけではない

　介護保険制度が始まった 2000 年以降から現在（2019 年 1 月時点）まで、高齢者施設で発生した介護事故訴訟のうち「誤嚥・窒息」ケースは 19 件でした。うち 9 件は損害賠償の請求がされています。たとえば、平成 20 年には松山の特別養護老人ホームにてミキサー食の誤嚥により窒息死したケース、平成 23 年には埼玉の介護老人保健施設で入居者が刺身を誤嚥し窒息死したケース、平成 25 年には京都でショートステイ利用者がとろみ食を誤嚥し窒息死したケースなど多岐にわたります。

　事例をみると、こんにゃく、はんぺん、かまぼこなど練り物が原因食品として多いですが、それ以外にも麺類やパン類も散見されます。また、おむつや尿取りパッドなど食品以外のものでも起きていることから、認知症で異食行動がある高齢者にとっては注意が必要であることがわかります。東京消防庁のホームページで発表されているデータによれば[31]、高齢者が誤飲や窒息しやすいものは上位から「おかゆ類」「ご飯」「肉」と続きます（図 2-3）。

　餅や肉、野菜など粘着性・弾力性・繊維質の食材であれば、その飲み込みにくさはイメージできますが、なんと第 1 位が「おかゆ類」とは驚きではないでしょうか。安全性の高い食材と捉えがちですが、第 2 位の「ご飯」と並んで米類が上位を独占しています。理由の一つは、主食として多くの高齢者が頻繁に口にする食材だからだと考えられます。

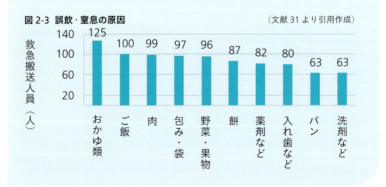

図 2-3　誤飲・窒息の原因　　　　　　　　　　　　（文献 31 より引用作成）

図 2-4 入れ歯の誤飲

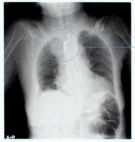
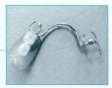

アルツハイマー型認知症の 89 歳女性。夕食後の就寝時に施設職員が部屋の見回り中、患者が苦しそうな表情で呼吸していたところを偶然発見された。手術により部分入れ歯が摘出された。

図 2-5 口腔内に放置された入れ歯

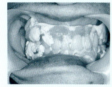
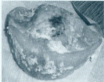
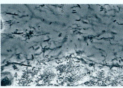

アルツハイマー型認知症の 81 歳男性。約 4 年半もの間、入れ歯が口腔に放置されていた。入れ歯の汚れからは多くの細菌がみつかった。

また、「おかゆ」と一言でいっても全粥、七分粥、五分粥、三分粥、粥ペースト、粥ゼリーなど種類はさまざまです。食べる力が弱っていると、「おかゆ」の微妙な粘り加減や離水が誤嚥や窒息の原因となる可能性もあり、個々の食べる力に見合った「おかゆ」の選択が必要だと考えます。

　そして、1 章 P.18 で述べた「薬剤」や「入れ歯」も 10 位以内にランクインしており、食材以外のものを誤飲・窒息するケースも年々増えています（図 2-4）。介助手技の工夫のみならず、食卓の環境整備や入れ歯装着についても注意を払うべきでしょう。特に、入れ歯の使用については提供する食形態のレベルと咀嚼・嚥下機能、入れ歯に対する理解力や管理力等を総合的に判断すべきです（図 2-5）。また、食事介助場面では、万一に備えたリスマネジメントとして窒息物吸引等の救命措置による対応を知っておく必要があります。これらを踏まえ、食事場面を観察し、誤嚥や窒息を回避するための勘所を鍛えましょう。

第 **3** 章

食事場面が語ること

人により食べ方は異なる

　「何が食べやすいか」を判断するだけではなく、食べ方の変化や食べる仕草を観察することで、食環境の影響や食物認知機能、食欲、麻痺の程度、体調などさまざまな状態を洞察することができます。人の食べ方を標準化することは難しいですが、食事場面に目を凝らすと、食べ方のパターンや癖など具体性に気づくでしょう。それは、過去の習慣や経験によって異なります。たとえば、好きなものを最初に食べる方、最後まで残しておく方、味噌汁から食べる方、ご飯から食べる方、よく噛む方、噛まずに飲み込む方、一口量が多い方、少ない方、やたらと食べるペースが速い方、一品食べする方など「食べ方」は人によって千差万別なのです。

　そして、自力で食べることができず介助が必要な方も同じです。口の開きが小さい方、水分を摂取しようとしない方、丸飲みする方、口に溜め込んだまま飲み込まない方などさまざまな所見が観察されます。咀嚼や嚥下機能だけでは計り知れない「食べる力」を全人的に判断するためには欠かせない取り組みです。まずは、食事場面の観察（ミールラウンド）から患者さん個々の特徴を掴むことが食支援計画を立てるうえで大切になると考えます。

観察力と洞察力の違い

　食事場面から「食べ方」を把握し、問題点を整理して食支援計画

を立案するためには、食事の「観察力」以外に「洞察力」が必要です。「観察力」とは、目に見える事象を把握する力のことで、物事の状態や変化などを客観的に幅広く、注意深く見ることができる力といえます。一方、「洞察力」とは、目に見えない事象を読み抜く力のことで、物事を観察して、その本質や背景にあるものを見抜く力といえます。つまり、情報を収集するための「観察力」と情報を元に推察する「洞察力」が備わってこそ有機的な食支援を導くことができると考えます。

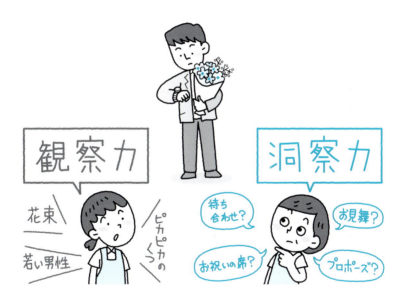

　ミールラウンドでは、食事中のちょっとした変化や仕草を見抜けるかどうかが鍵となります。そのためには、食事場面の観察から得た情報をしっかり洞察し、「食べる力」を判断できなければいけません。

　食事場面は観察すればするほど、より有機的な情報が得られます。さらに、そこにパターンが見出せると、観察だけでは気づけなかった「食べる力」がみえてくるのです。しかし、観察から得られた所

見について幅広く理解できていなければ、断片的な情報だけでは食支援計画の立案につなげることができません。したがって、個々の食行動パターンを読み取り、これまでの観察経験と合わせてこそ対応の具体性が予見できるというわけなのです。

観察の目が増えれば気づきが増える

また、たとえ同じ患者さんの食事場面でも、観察者の職種や経験年数、あるいは感性によって見るポイントや観察レベルは異なってきます。前述したように食事観察には気づきが大切で、どこに注意を払うかによって、食べ方の特徴や重要なポイントを見落としてしまうことも懸念されます。つい観察の視野が狭くなると、ちょっとした仕草や変化に気づけないこともあるでしょう。

したがって、特定の人に食事観察を任せるのではなく、できれば多くの職種が参加して多角的に意見を出し合えるチーム編成が必要となります。心理面の観察が得意な人、口腔や咽頭の観察視点が鋭い人、姿勢や食べ方について全体像を捉えられる人、薬の影響を整理できる人など全人的に「食べること」を把握できるミールラウンドが理想的ではないでしょうか。そして、得られた多くの所見から食支援の方向性や改善点を幅広い知見で議論し、対象者の適性に見合ったよりよい食事と介助介入が提供できるとよいと考えます。

5つの視点でチェックする食事場面

慣れないうちは、どこをポイントに観察すればよいか判断に迷うことでしょう。また、職種の専門性や経験年数によって視点が異なるため、一人で観察しても気づけない所見や抜け落ちているポイントがあるものです。

ここからは、5つの視点から、何をチェックすべきか、食事観察のポイントを紹介していきます。

check1 全身状態

　老化にともない、生活環境や身体機能の変化に対する適応が弱くなる（適応力の低下）と、一見、問題なく食べているようにみえても、日によって食欲が著しく低下したり、摂取量が極端に減少したりと変動がみられることが多くなります。このサインを長期間放置すると、脱水や低栄養によるサルコペニアや廃用症候群の原因となります。したがって、食事中の表情や発熱の有無、食器具の使用動作に注意深く目を向けて観察する必要があります。

　たとえば、「どこか元気がない様子である」「現在37℃以上の発熱がある」「声掛けしても目を閉じたままである」「食欲がない」「自分一人で食べることが困難である」などといった様子がみられることがあります。具体的にチェックすべき項目についてみていきましょう。

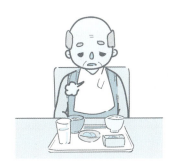

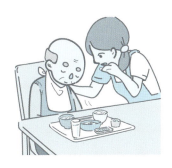
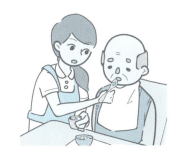

①体調の変化

　高齢者は、易疲労性など体調の変化が激しいため、その日その時の表情から、いつもと様子が異ならないか観察することが重要です。さらに、「老人性うつ」など精神的な問題が起因していることもあるため、心境の変化についてもアプローチしてみましょう。高齢者の話を傾聴しながら「ゆっくりでいいですよ」「無理しなくていいですからね」「○○さんを見るとほっこりします」「何か手伝うことがあったら遠慮しないで言ってください」など相手中心の声掛けを試みるのもひとつの方法です。また、認知症の心理・行動症状（BPSD）のひとつとして何事にも無気力・無関心になる「アパシー」や「抑うつ状態」により元気がないように見えることもあります。

　アパシーは、内面的には「苦悩がない」「無関心」な状態で、声掛けなどの刺激対象に対しても不活発な状態で、一日中同じ姿勢でぼんやりとしている状態になります。一方、抑うつ状態は「苦悩が強い」「あれこれ気にして考えすぎる」もので、不安や焦りを感じて落ち着かず、イライラし、集中力が低下したりすることがあれば、憂鬱で悲しい気持ちになることもあります。食事においては、食欲がなく、何を食べてもおいしくない、食べることが面倒に感じ、体重が減ることがあれば、過食になり体重が増加する場合もあります。したがって、「何か気がかりなことはないですか？」「心配なことはないですか？」などの問いかけに対しての反応が不活発であるかどうかを観察し、主治医に対応を相談しましょう。また、元来の性格である場合もあるため、「これまでと比べてどうか」を判断することも大切です。

　このほか、高齢者の体調に変化を及ぼす原因として「脱水」や「せん妄」も多くみられるため、精神的なものと決めつけるのは危険です。まずは「普段と比べて何かおかしい」と気づくことが重要です。

②体温の変化

高齢者は、体温調整の困難により微熱が続くこともありますが、炎症や脱水が潜んでいることもあるため、体温変化には注意しましょう。たとえば、加齢にともない、恒常性の維持や内部環境の維持がうまく機能しなくなり、汗をかきにくくなって発汗量が減少し、熱がこもっていることもあります。寝たきりであれば、尿路感染や褥瘡による発熱がみられることもあります。

また、肺炎などの炎症があっても、熱の変化や血液データなど臨床的所見に乏しいことも多いため、普段の生活において、食欲や食事摂取量の低下などちょっとした異変を見落とさないことが重要です。「熱がないから大丈夫」というわけではなく、前述した体調の変化も加味し、疑う目を持つことも大切です。

③傾眠傾向

食事中の傾眠の引き金としては、①認知症、②脱水、③内科的疾患、④薬の副作用、⑤脳血管障害、⑥加齢が挙げられます。まず、生活リズムに狂い（昼夜逆転生活など）がないか確認することが大切です。特に、高齢者の療養において、不穏・せん妄・うつ症状・不眠などに対して向精神薬が処方されることがありますが、これが傾眠を誘発し、時に重篤な摂食嚥下障害を引き起こすこともあります。

④食欲

高齢者の食欲低下の原因は多岐にわたります。そもそも、加齢にともない運動能力が低下すると、日常動作も緩慢になり、生活における行動範囲は狭くなりがちです。それに加え、筋肉量も落ちるため、1日に必要とするエネルギー量が減少し、自然と食欲は減ります。また、うまく噛めない、飲み込めないという不安感から食欲不振につながっているケースもあるでしょう。さらに、視覚や嗅覚、味覚といった五感の衰えが意欲の低下を招くことも多くあります。

第3章　食事場面が語ること　057

その他、認知症により食物認知機能が低下することや、脱水、環境の変化によるストレスや孤独感が原因で食欲不振を引き起こすことがあります。

⑤自力摂取

口腔や咽頭、または四肢の麻痺がなくても、注意力や意識レベルの低下から自力摂取が困難な高齢者がいます。特に認知症やパーキンソン病のオフ状態、内服薬剤による影響によって覚醒が悪くなっていることも予測されるため、全身的な要因として背景疾患と内服している薬剤を確認・整理することも大切です[8]。また、認知症の場合、すべて介助するのではなく、その人らしさを引き出すよう部分的介助に留め、食事に対して興味を引くような声掛けや食事動作を真似てもらう工夫も試みましょう。

check2 認知機能

　認知機能が低下すると、口腔や咽頭に機能的な問題がなくても、うまく食事をすることができなくなります。そして、一口量の加減や食物を口に運ぶペースが乱れると、誤嚥や窒息につながるケースも少なくありません。特に、認知症の行動・心理症状として、異食、過食、拒食、盗食などの食行動異常は低栄養や食事中の事故を招く恐れがあるため、注意して観察する必要があります。

　たとえば、「食べることを促しても拒否する」「食べもの以外のものを食べようとする」「落ち着きがなく食事に集中しない」「早食い傾向である」「なかなか食事が進まない」といった様子が挙げられます。具体的にチェックすべき項目についてみていきましょう。

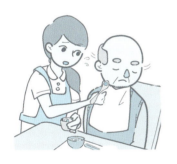

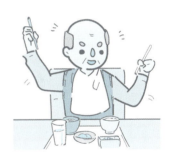

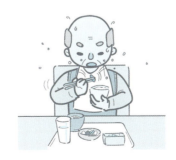

①拒食

　高齢者にみられる拒食の多くは、認知症による食行動異常や心因的要因が多いです。食べることを促しても一方的に摂取を拒まれれば、徐々に低栄養となってしまいます。とはいえ、拒食下での無理やりな摂取は誤嚥や窒息につながるリスクが高いため禁物です。また、食べないことを叱ると、かえって食事にマイナスイメージを持ち、状態が悪化することも考えられます。普段の体調管理や過去の食習慣を家族や他職種から聞き出し、食材や食器具の工夫、気分転換の運動や食環境の雰囲気づくりもヒントにしましょう。

②異食

　食べものでないものを口に入れたり、飲み込んだりしてしまう行為は、時には命に関わる事態に発展します。ひとつの原因として認知症があげられ、進行すると食べものと異物との区別がつかなくなることがあります。認知症の中核症状のひとつである「失認」から食べものであるという認識ができず、異食に至る場合が多いです。

　また、空腹感や不安、ストレスからも誘発されます。食事中の異食予防策としては、ティッシュペーパーや包装紙など窒息のリスクとなるものを食卓に置かないことが大切です。食事を小分けにして一皿ずつ出すなど回数を増やすことで改善がみられることもあります。

③集中力

　認知症の中核症状として、周囲の環境に気が散って、なかなか食事が進まない状態がみられることがあります。特に、テレビの映像やまわりの人の動き、話し声が影響します。誤嚥や窒息の直接的な原因となるわけではありませんが、一日に必要な食事量が摂取できず、食事介助に苦慮することが多いです。対応としては、施設の場合、食事をする場所を他の入居者と別に設けて食べてもらうことで

円滑に食事が進むケースもあります。

④過食・早食い・盗食

認知症による食行動異常として、食事を前にすると、食べる行動の抑制がきかず、口腔内に食べものを詰め込んでしまうなど過食や早食い、詰め込み食べといった行為がみられます。また、食卓にある他人の食事を、周りを気にせずに食べてしまう盗食という行為もみられることがあります。さらに、よく噛まないで飲み込もうとするため、窒息のリスクが高くなる危険性があります。

また、症状が進むと手を使って口に詰め込むことがあり、手がふやけて皮膚が炎症を起こすこともあります。認知症のなかでも、特に抑制がきかなくなる前頭側頭型認知症（第1章 P.17）にみられることが多いです。窒息予防として、小皿に少しずつ分けて食事を提供したり、小さいスプーンに変更して一口量を少なくするなどが考えられます。

⑤認識

アルツハイマー型認知症（第1章 P.13）では、食事動作の組み立てや食事の認識そのものが難しくなり、目の前に料理を出されても何をしていいのか分からなくなってしまうことがあります。また、レビー小体型認知症（第1章 P.15）では、幻視や視空間認知障害、パーキンソン症状が起こるため、うまく食事が食べられなくなる傾向があります。

たとえば、幻視によって、料理の中に異物が入っているように見えて食事が中断する場合や、視空間認知障害によって皿の中の料理をスプーンですくおうとしても皿ではないところをすくってしまい時間を費やすことなどが予測されます。

check3 口腔機能

　言わずもがなですが、口腔は食べものが通過する第一関門であり、第1章で述べたようなさまざまな機能的・感覚的要素を持っています。特に、咀嚼による食塊形成は、その後の嚥下に大きく関与します。また、歯の状態や入れ歯の適合性によって噛みやすい食品と噛みにくい食品も異なるため食形態の選択が重要です。そして、舌の動きや唾液の分泌は自浄性に影響を与え、食後の口腔内残渣を観察することで予見することも可能です。実際に口腔内が見られなくても食事中の口の動かし方をチェックしながらイメージすることが大切です。

　たとえば、「食べこぼしがみられる」「上手く噛めない様子である」「入れ歯が必要なのに装着していない」「食事終了時、口腔内に食物残渣が多い」「食後、口腔ケアにより（食物残渣を）きれいにできない」といった様子が挙げられます。具体的にチェックすべき項目についてみていきましょう。

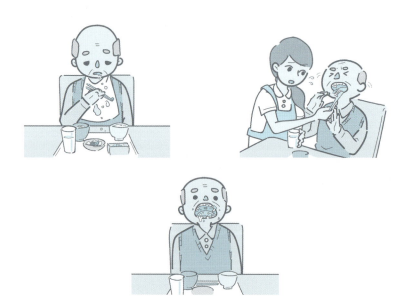

①捕食

パーキンソン症状があると、口腔にも運動障害が出るため、食べものを口に運べてもうまく食塊形成ができず、食べこぼしたり、飲み込めなかったり、流涎がみられることもあります。また、脳血管障害による口腔の麻痺によって食べこぼしがみられることもあるため、何が原因なのかよく観察し、対応策を検討すべきでしょう。

②咀嚼

食塊形成がうまくできないと、誤嚥や窒息のリスクが高くなるため、嚥下しやすい食形態を選択する必要が出てきます。口腔機能の低下は、歯や入れ歯の問題のみならず舌の筋力や唾液分泌の低下も考えられるため、咀嚼に必要となる所見をしっかりチェックしましょう。

また、口腔の器質的原因のほかに、脳血管障害による麻痺によりうまく咀嚼できない場合もあるため、既往歴もしっかり確認しておくことが重要です。

③入れ歯の適合性

認知症が原因で、入れ歯の装着を理解できずに拒むケースもありますが、そもそも入れ歯の適合に問題がないか歯科的評価が必要となります。また、口腔粘膜炎や入れ歯による褥瘡が原因で入れ歯の装着を拒むこともあるため、しっかり口腔内を観察しましょう。歯や入れ歯がない方へ、弾力のある食品や硬い食べものを提供する際は、誤嚥や窒息に注意が必要です。一見、自力摂取で上手に食べているようでも丸飲みしていることも多くあります。

④食物残渣

口腔機能が低下すると、自浄作用が悪くなり、食物残渣が多くみられます。口腔機能低下のほか、進行したう蝕や歯の動揺、適合の

悪い入れ歯が原因で十分に食塊形成できないこともあります。

　また、麻痺によって舌の可動域が狭くなっている場合や、舌圧が低下している場合も、食べたものが口腔内でバラけてしまいます。残留したものを唾液と一緒に誤嚥してしまう可能性もあるため、食後の口腔ケアを徹底しましょう。この場合、適した食形態の選択や歯科治療が必要となるケースもあります。

⑤唾液分泌量

　食後の口腔ケアができないと誤嚥性肺炎のリスクは高くなります。通常、唾液の自浄作用により、歯の表面や舌、口腔粘膜に付着した汚れ（食物残渣）・細菌を洗い流し、清潔を保ちます。しかし、身体機能が衰えて唾液分泌量が減っている高齢者の口腔内は、自浄作用が低下していることが多く、意識してきれいに保つ必要があります。

　口腔ケアを勧めてもなかなか協力が得られないケースもありますが、可能であれば、食事の最後にお茶やとろみ水などで洗い流すことを心がけましょう。

check4 咽頭機能

　口腔から入った食べものが咽頭を通過する際、さまざまな原因により嚥下障害が起こります。たとえ口腔機能が良好で食塊形成が十分であっても、嚥下に問題があれば結果として飲み込めず、経口摂取ができません。特に食事場面では、どのような物性の食形態が飲み込みに適しているか、また、どの程度のとろみ水ならむせないか、嚥下時の表情やむせの頻度から注意深く観察しましょう。さらに、誤嚥しそうになったときに十分に喀出できるかどうかは防御反応の所見として重要です。

　たとえば、「お茶や汁物でむせる」「固形物（お茶や汁物以外）でむせる」「痰絡み（濁声）がみられる」「一口量にもかかわらず、飲み込みに時間がかかる」「飲み込むときに苦しそうな表情がみられる」などといった様子がみられることがあります。具体的にチェックすべき項目についてみていきましょう。

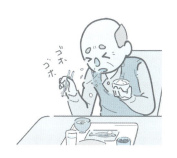

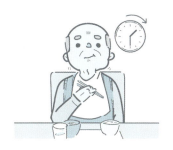

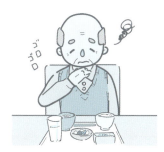

①液体によるむせ

　固形物はむせずに食べられても、水やお茶など汁物でむせる高齢者は多くいます。液体は固形物よりも喉に流れ込むスピードが速いため、誤嚥の原因となりやすいのです。また、液体でむせやすい方は自分の唾液でむせることも多く、誤嚥の危険性が高くなります。

　嚥下反射の惹起が遅い場合や、喉頭の挙上と食道入口部の開大のタイミングが合わない場合は、とろみを付けることで液体が咽頭に達する時間を稼ぐことができ、誤嚥を防ぐことができます。しかし、個々の嚥下機能の状態によって適正な粘度があり、とろみをたくさん付ければよいというものではないので注意しましょう。

②固形物によるむせ

　むせるからといって必ずしも誤嚥しているわけではありませんが、食事中に頻回にわたり繰り返すようであれば、液体と違って窒息のリスクが高いため見過ごすわけにはいきません。

　固形物の摂取によるむせの場合、食べ方（早食い、詰め込み食い）が影響していることも多いですが、咽頭機能（咽頭収縮・嚥下圧形成）が低下していることが主な原因です。機能向上を見込み積極的に嚥下訓練をするケースなのか、それとも食形態の調整や食べさせ方の工夫（代償法）によって残存している機能をサポートしていくケースなのかをよく考え、対応する必要があります。

③痰絡み（濁声）

　食前には問題がなくても、食事中、咽頭から「ゴロゴロ」という咳嗽音が出現するケースがあります。実際には激しくむせ込む様子がみられなくても、不顕性に誤嚥していることが予想されます。疑わしいときは、頸部聴診により嚥下前後の呼吸音を確認しましょう。

　また、加齢にともない喀出力や気管支粘膜の線毛運動が低下すると、気管支内で持続性、あるいは反復性の粘液分泌が過剰な状態と

なり、食事に関係なく咳嗽音が聞こえることがあります。

④嚥下に要する時間

食塊を口腔から咽頭へと送り込む圧形成が不十分だと、一口量で
あっても嚥下に時間を要します。咽頭感覚の低下や嚥下に関連する
筋力の衰えがみられると、わずかな量でも複数回の反復嚥下が必要
となります。

食形態の選択や姿勢調整、交互嚥下（物性の異なる食品を交互に摂取）
などの代償法も検討すべきでしょう。

⑤嚥下時の表情

飲み込む力が弱いと、口腔から咽頭・食道にかけて食物の通過障
害をきたすことがあります。噛まずに丸飲みしていることも懸念さ
れるため、食事中のちょっとした表情の変化を読み取ることはとて
も重要です。

さらに、このようなケースでは、咽頭に食物残留しやすく、誤嚥
や窒息のリスクが高いため、嚥下内視鏡検査等の精査を勧めます。
食形態の変更や食べさせ方の工夫が必要となる場合もあります。

check5 姿勢

　姿勢の不安定さや手足の麻痺・緊張は、食事動作に大きく影響します。スプーンでうまく食べものがすくえなかったり、すくえても口元まで運べなかったりする光景はよくみられます。また、食事中、体幹や頭部が左右前後さまざまな方向・角度に傾くと、咀嚼や嚥下運動にも悪影響を及ぼします。姿勢を調整することは、食事において有効な代償手技です。安全で効率的な食べ方を誘導する姿勢をとりながら、実際に繰り返し食事をすることで神経・筋機能の改善が促され、早期の摂食嚥下機能の改善につながるとも言われています[32]。個々の高齢者の状態に応じて、誤嚥や窒息を防ぐことができるもっとも安全な姿勢を評価し、食事場面で反映させていくことは重要です。

　たとえば、「体が左右どちらかに傾いている」「極端にうつむいた状態である」「頭部が後方へ仰け反っている」「麻痺や緊張がみられる」「食事中に姿勢が崩れやすい」などといった様子がみられることがあります。具体的にチェックすべき項目についてみていきましょう。

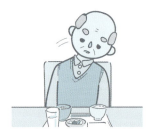
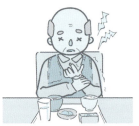
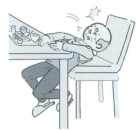

①体幹の傾き

　体幹が左右いずれかに極端に傾斜した状態では、疲れやすく、食事が中断しやすくなります。これが、誤嚥の原因となります。さらに、食塊が傾斜側に偏って流入するため、麻痺がある場合は咽頭残留や窒息に注意が必要です。

　また、自力摂取している場合は、箸やスプーンの使用が困難で、うまく口腔に運べず食べこぼしが多くなります。筋疾患や加齢にともなう筋力低下により頭部ポジションが不安定な場合は、リクライニング式、またはティルト式の車いすを準備し、クッションで頭部固定するなどポジショニングを工夫しましょう。

②うつむき

　食事中に、うなだれるほど極端に下を向いた姿勢の場合、嚥下時の喉頭挙上を妨げてしまいます。これでは、咽頭で嚥下圧形成がしづらく、口元から食べこぼしたり、口腔や咽頭に食物が残留しやすくなります。

　また、姿勢により咽頭腔が狭窄しすぎると呼吸や咳もしにくくなります。①と同様、ポジショニングを工夫し対応しましょう。

③仰け反り

　頭部が後屈しすぎると咽頭腔が開大し、口腔と気管の入口が一直線になるため誤嚥しやすくなります。さらに、前頚筋群が過緊張となるため嚥下運動が妨げられます。

　当然、自分一人で食べることは困難で、食事介助が必要となるケースがほとんどです。クッションを使用して頭部をサポートし、軽く顎を引いた姿勢を心がけましょう。

④麻痺・緊張

　脳血管障害や神経・筋疾患により麻痺や緊張が著しい場合は、食

器具の使用が困難であるため自助具の選択や介助皿の使用を検討しましょう。ただし、摂食状況によりますが、食事をすべて介助するというよりは、本人ができるところはリハビリも兼ねて自発的に食べてもらうのもひとつの方法です。そして、声掛けや見守りをしながら常に状態の変化に注意しましょう。

⑤姿勢の崩れ

食事前に姿勢調整しても、体幹のバランスが不安定で、食事を進めるうちに徐々に保持が困難となる高齢者は多く、姿勢の乱れは誤嚥や窒息のリスクにつながります。一方、椅子の位置やテーブルの高さが合っていないことや、臀部が滑りやすい状態が原因となり姿勢の崩れが生じることもあるため、環境面への配慮も必要です。

食形態の呼称を地域で統一しよう

　世の中には、数多くの食品や料理が豊富に存在し、いろいろな具材や形態が入り交じった複雑な食事を食べることによって至福の一時を感じるのが醍醐味でもあります。そのなかから高齢者の咀嚼や嚥下機能に相応しいものはどれか、一つひとつ紐解いて選択するのは極めて難しいことです。

　食べる力が衰えた高齢者に提供する食形態については、日本摂食嚥下リハビリテーション学会が参考指標として「日本摂食嚥下リハビリテーション学会嚥下調整食分類2013（以下、学会分類2013）」を示しています。その他、嚥下食ピラミッド、特別用途食品（えん下困難者用食品）、ユニバーサルデザインフード（UDF）、スマイルケア食などが存在します。いずれの分類も目的や用途に応じて使い分けたいところですが、微妙な表現やニュアンスの違いから混同されることも多くあります。

　また、病院や施設により食形態の「呼称」が異なるということもあります。同一施設内で管理しているときはよいですが、療養環境が変われば、提供する食形態の「呼称」に留意すべきです。人は決

図 3-1　嚥下食比較表

学会分類2013	0j	0t	1j	2-1	2-2	3	4	
嚥下食ピラミッド	L0（開始食）	L3の一部（とろみ水）	L1・L2（嚥下食Ⅰ・Ⅱ）	L3（嚥下食Ⅲ）	L3（嚥下食Ⅲ）	L4（移行食）	L4（移行食）	
特別用途食品	許可基準Ⅰ	—	許可基準Ⅱ	許可基準Ⅱ／許可基準Ⅲ	許可基準Ⅱ／許可基準Ⅲ	—	—	
UDF	—	—	かまなくてよい	かまなくてよい	かまなくてよい	舌でつぶせる	歯ぐきでつぶせる	容易にかめる（一部）
スマイルケア食	ゼリー状 ⓿	ゼリー状 ⓿	ムース状 ❶	ペースト状 ❷	かまなくてよい ❷	舌でつぶせる ❸	歯ぐきでつぶせる ❹	—

図 3-2 食形態マップ

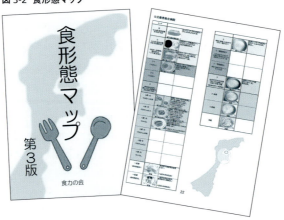

筆者が代表を務める「食力の会」のメンバーが中心となってマップを作成した。施設のスタッフ同士が語り合う機会が増え、今まで見えていなかった地域の食支援に関するさまざまな課題が浮き彫りとなってきた。

して安全のみを重視して食べているわけではありませんが、食べる力が低下した高齢者にとっては、わずかな形態の変化やとろみの付与、あるいは食べ方が命取りとなることがあります。全地域での統一は困難だとしても、食支援の連携を図る、自分が所属する地域の施設間では、その整合をしっかり確認すべきだと考えます（前ページ図 3-1）。

当病院のある能登地域でも、施設や病院に呼びかけ、46 施設（2019年 6 月現在）の「食形態マップ」を作成しました（図 3-2）。施設を移るなど、患者さんの移動により食形態の「呼称」が変更となっても、「食形態マップ」さえあれば、これを整合表とし、相応した食事選択ができるのです。

Case Report

CASE1 家族の「口から食べ続けてほしい」に応えた

患者情報

年齢・性別 85歳、女性
療養環境 特別養護老人ホーム
疾患 アルツハイマー型認知症
介護状態 要介護4
既往歴 背骨圧迫骨折、慢性硬膜下血腫
内服薬 アリセプトD錠
口腔環境 上下顎ともに部分入れ歯装着、歯周病による歯の動揺がみられる、口腔衛生状態は良好

食形態

主食 粥ゼリー
（学会分類2013：コード1j）
副食 ソフト食
（学会分類2013：コード3）
とろみ 薄い

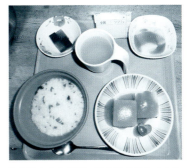

主食はわかめご飯、副食はポテトオムレツソフトと肉みそスパゲティソフト、ほうれん草のソティソフトで、飲みものは薄いとろみのお茶。

経緯

デイサービスを利用していた頃より10年近くお付き合いのある方です。話好きで、お孫さんのことをいつも気にかけていましたが、最近会話することはなくなり、生活のほとんどに介助が必要な状態となりました。

食事摂取量の低下がみられたため近在病院を受診したところ、「認知症の進行と老衰により口からの栄養

摂取は困難である」と診断され、胃ろう造設を提案されました。しかし、ご家族は胃ろうを希望されず、施設に戻ることとなりました。ご家族は、旅立ちの支度として、ご本人がいつもお正月に着ていた着物を用意されていましたが、「できる限り口から食べ続けてほしい」と強く希望されました。

食支援介入初回

● 食事場面の観察から

    check1-① どこか元気がない様子である
    check1-② 現在37℃以上の発熱がある
    check1-⑤ 自分一人で食べることが困難である
    check2-⑤ なかなか食事が進まない
    check3-① 食べこぼしがみられる
    check3-② 上手く噛めない様子である
    check3-④ 食事終了時、口腔内に食物残渣が多い
    check4-④ 一口量にもかかわらず、飲み込みに時間がかかる
    check4-⑤ 飲み込むときに苦しそうな表情がみられる
    check5-① 体が左右どちらかに傾いている
    check5-⑤ 食事中に姿勢が崩れやすい

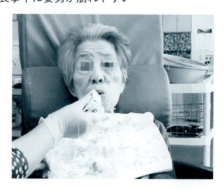

その他所見

発熱の原因について精査しましたが、誤嚥性肺炎や脱水はみられませんでした。また、食事中の傾眠傾向や疲労感が著しく、全身状態が低下していました。

- **対応**
    - リクライニング車いすを使用し、食事中の姿勢を補正
    - 易疲労性のため一食あたりの食事量を半量に変更し、食事時間を短縮
    - 間食として補助栄養食品を追加
    - 比較的、咽頭機能は保たれていたため、家族の同意のもとシリンジ（3 cc）で栄養補助食品を摂取（嚥下訓練を兼ねる）
    - 開口が困難であるため、食後、必ず歯科衛生士による口腔ケアを行い、残渣物の除去に努める
    - 歯科訪問診療を依頼し、入れ歯を修理・調整

食支援介入後 120日目

食形態

主食 粥ゼリー（半量）
（学会分類 2013：コード 1j）

副食 ソフト食（半量）
（学会分類 2013：コード 3）

栄養補助 高カロリーゼリー
（学会分類 2013：コード 1j）
高カロリージュース

とろみ 薄い

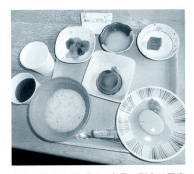

主食は菜飯の粥ゼリー半量、副食は豆腐団子ソフト、金時豆ソフト、三つ葉の和え物ソフト、みかん缶のペーストにくわえ、栄養補助食品として高カロリーゼリーを追加した。飲みものは薄いとろみのお茶とスポーツドリンク。

- **食事場面の観察から**

    check1-⑤　自分一人で食べることが困難である
    check3-④　食事終了時、口腔内に食物残渣が多い

発熱することはなくなり、表情豊かに会話をすることが増えました。食事中、車いすで座位保持が可能となり、食べるペースは遅いままですが、入れ歯を装着して全量摂取可能となりました。全介助から自分一人で食べる機会も増えてきました。

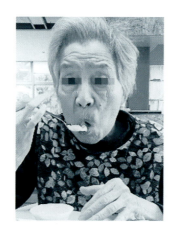

考察

　病院で看取りを提案され、ご家族も覚悟を決めていましたが、咽頭機能は比較的良好であったことから、シリンジを使用して高カロリージュース（補助栄養）を継続して摂取したことで、ふたたび気力を取り戻したと考えられます。経口摂取の継続により、座位姿勢で自力摂取可能となりました。会話も増えるなど「全身状態」も改善されたことに注目したいです。

　ご本人が「大好物のうなぎが食べたい」と希望され、馴染みの老舗のうなぎを食べることが叶いました。ご家族が覚悟を決めてから1年半経った現在、食事介助を継続しながら施設で生活されています。

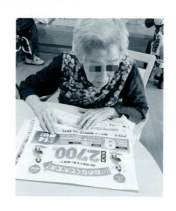

CASE2 最期まで経口摂取を継続できるようサポートした

患者情報

年齢・性別 86歳、女性
療養環境 特別養護老人ホーム
疾患 脳出血後遺症、高血圧、両変形性膝関節症、難治性逆流性食道炎
介護状態 要介護3
既往歴 脳出血（10年前）
内服薬 ノイロトロピン錠、メチコバール、パントシン錠、レバミピド錠、ネキシウムカプセル、酸化マグネシウム錠、ピコスルファートNa内用液0.75%トーワ
口腔環境 上顎は総入れ歯、下顎は部分入れ歯を装着、口腔衛生状態は良好

食形態

主食 全粥
（学会分類2013：コード4）
副食 極刻み・ソフト食
（学会分類2013：コード4）
とろみ 薄い

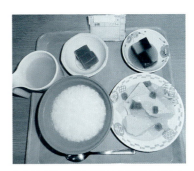

主食は全粥、副食は鶏の南蛮漬け風と金平ごぼう、菜花のお浸しで、飲みものは薄いとろみのお茶。

経緯

「食べる力」が徐々に低下するなか、胃ろう造設は希望せず、「最期まで口から食べたい」という本人の強い意思がありました。入院されたときも、洗濯物の片づけや広告紙でごみ箱を作るなど、「施設に帰って、人のためにできることはお手伝いしたい」と希望されました。しかし、歩行が困難となり、お手伝いができなくなったことで気力がなくなっていきました。ご家族は、「施設でできる限り生活してほしい」と願っていました。

食支援介入初回

● 食事場面の観察から

　　check2-⑤　なかなか食事が進まない
　　check3-①　食べこぼしがみられる
　　check3-④　食事終了時、口腔内に食物残渣が多い
　　check4-①　お茶や汁物でむせる
　　check4-④　一口量にもかかわらず、飲み込みに時間がかかる
　　check5-②　極端にうつむいた状態である
　　check5-⑤　食事中に姿勢が崩れやすい

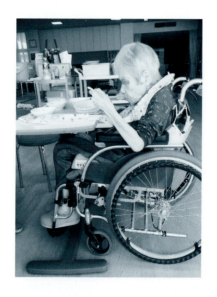

その他所見

　発熱はみられず、呼吸状態も安定しており誤嚥性肺炎を疑う様子はみられませんでした。しかし、口腔機能が著しく低下しており、うまく噛むことができず食べこぼしが多い様子がみられました。
　これより、自力摂取しているものの栄養状態と食べ方の安全管理が必要と判断しました。

- **対応**
  - リクライニング車いすとオーバーテーブルを使用し、食事中の姿勢を補正
  - とろみを「薄い」から「中間」へ調整
  - 食形態を学会分類 2013：「コード 4」から「コード 1j・2-1」へ変更
  - 食事量を半量にして疲労の軽減を試みる
  - 栄養補助食品を追加
  - 覚醒状態に合わせて食事時間を調整
  - 嚥下関連筋の緊張をほぐし、覚醒も促すため食前に口腔周囲・頚部を温かいおしぼりでマッサージ
  - オトガイに手を添えて顎運動をサポート

食支援介入後 111 日目（亡くなる約 1 ヵ月前）

食形態

主食 粥ゼリー（半量）
（学会分類 2013：コード 1j）

副食 ペースト（半量）
（学会分類 2013：コード 2-1）

栄養補助 高カロリーゼリー
（学会分類 2013：コード 1j）

高カロリープリン
（学会分類 2013：コード 1j）

とろみ 中間

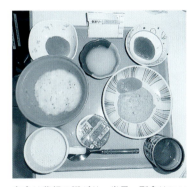

主食は菜飯の粥ゼリー半量、副食はハンバーグのペーストと金平ごぼうペースト、黒豆ペースト、みかんペースト（すべて半量）、栄養補助食品の高カロリーゼリー、経腸栄養剤（経口・経管両用）をテクスチャー改良材にてプリン様にしたもので、飲み物は中間のとろみのお茶。

- **食事場面の観察から**

    check1- ① どこか元気がない様子である
    check1- ② 現在 37℃以上の発熱がある
    check1- ③ 声掛けしても目を閉じたままである
    check1- ④ 食欲がない
    check1- ⑤ 自分一人で食べることが困難である
    check2- ① 食べることを促しても拒否する
    check2- ⑤ なかなか食事が進まない
    check4- ① お茶や汁物でむせる
    check4- ② 固形物（お茶や汁物以外）でむせる
    check4- ③ 痰絡み（濁声）がみられる
    check4- ④ 一口量にもかかわらず、飲み込みに時間がかかる
    check4- ⑤ 飲み込むときに苦しそうな表情がみられる
    check5- ⑤ 食事中に姿勢が崩れやすい

どことなく元気がない様子で徐々に開口が困難となってきました。口腔内に食べものを入れて飲み込むまで時間がかかり、喉のゴロゴロした音や微熱がみられるようになりました。

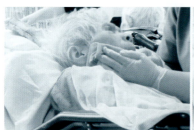 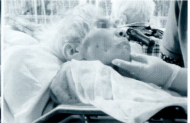

おしぼりでのホットマッサージの様子。

考察

　自力摂取が困難となり、全身状態の衰弱によって覚醒も悪くなりましたが、食物認知機能は最期まで残存し、スプーンが口元に近づくと開口する様子がみられました。しかし、口腔から咽頭への送り込みができなかったため、食形態を下げてリクライニングを倒し、経口摂取の継続を試みました。もともと低下していた「口腔機能」以外のすべての機能において低下がみられ、改善するきざしはありませんでした。

　その後、衰弱が進み、入院先で約1ヵ月後ご逝去となりました。

CASE3 経管栄養中の患者の「ご飯が食べたい」に応えた

患者情報

年齢・性別 77歳、女性
療養環境 特別養護老人ホーム
疾患 脳出血後遺症（左半身麻痺）、アルツハイマー型認知症
介護状態 要介護5
既往歴 慢性腎臓病・左内頸未破裂動脈瘤
内服薬 ツムラ054抑肝散エキス顆粒、ビオスリー配合錠、カンデサルタン錠、ドネペジル塩酸塩OD錠、アムロジピン錠、プレドニン錠
口腔環境 上顎に歯の欠損がみられるが入れ歯は装着していない（以前使用していた入れ歯は持っている）、歯肉より出血しやすい、清掃状態不良、経管栄養（胃ろう造設）

食形態

直接訓練としてゼリーを経口摂取
（学会分類2013：コード0j）

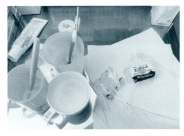

咽頭マイクを装着し、嚥下音を確認しながら嚥下開始食としてエンゲリードミニグレープ味（大塚製薬工場）を食べてもらった。

経緯

脳出血が原因で経口摂取ができなくなり、急性期病院にて胃ろうを造設した患者さんです。その後、回復期病院に転院し、リハビリを継続したものの、アルツハイマー型認知症の進行もあり、十分な経口摂取の再開に至らないまま当施設に入所となりました。

入所後、「ゼリーが食べたい」「ご飯が食べたい」と自発的な希望がみられ、施設内で摂食嚥下機能と認知症の状態に配慮し、主治医の指示のもと経口摂取の再開に向けた取り組みを開始しました。

食支援介入初回

● 食事場面の観察から

　　check2-③　落ち着きがなく食事に集中しない
　　check2-⑤　なかなか食事が進まない
　　check3-①　食べこぼしがみられる
　　check3-③　入れ歯が必要なのに装着していない
　　check4-③　痰絡み（濁声）がみられる
　　check4-④　一口量にもかかわらず、飲み込みに時間がかかる
　　check5-①　体が左右どちらかに傾いている

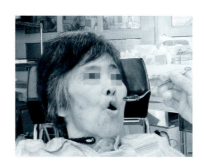

その他所見

　全身状態は安定していましたが、提供している食形態は嚥下訓練食品としてのゼリー食のみでした。今後、食形態を段階的にアップすることで、状態変化に注意しながら食支援を進めたいと考えました。

● 対応

- 本人の「食べたい」という意欲と強い希望により経口摂取の再開を検討
- 口唇閉鎖が弱く、開鼻声もみられるため「吹き戻し」による間接訓練を開始（将来的な自力摂取に期待し、吹き戻しは自分で持ってもらい自発性を促した）
- 以前使用していた入れ歯があったため、歯科訪問診療にて修理・調整したのち装着し、間接訓練を継続しながら段階的に食形態をアップ（ときどき、食事中にスプーンを投げつける行為や不穏がみられた）

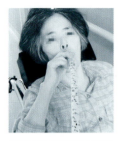
毎日口腔ケアの際に吹き戻しの関接訓練を10回行った。

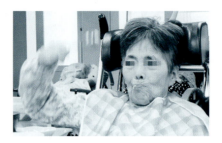
興奮時にスプーンを投げつける様子。

食支援介入後90日目

食形態

主食 粥ゼリー（半量）
（学会分類2013：コード1j）

副食 ソフト食（半量）
（学会分類2013：コード3）

栄養補助 高カロリーゼリー
（学会分類2013：コード1j）

とろみ 薄い

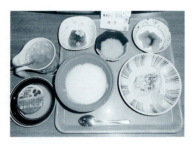
主食は粥ゼリー半量、副食は鮭の塩こうじ焼きソフトとキャベツの浅漬けソフト、大根のそぼろ煮ソフト、マンゴーのペースト（すべて半量）、栄養補助食品の高カロリーゼリーで、飲みものは水分ゼリー。

● 食事場面の観察から

check2-⑤ なかなか食事が進まない
check3-④ 食事終了時、口腔内に食物残渣が多い

食べるスピードはゆっくりですが、徐々に自力摂取するようになり、食事中のイライラした様子はみられなくなりました。

食後、口腔内に食物残渣が多いため、歯科衛生士による口腔ケアを継続しました。

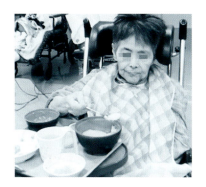

考察

　不穏がみられたため主治医に相談したところ、ドネペジル塩酸塩OD錠5mgを休薬し、経過観察となりました。「全身状態」や「口腔機能」に大きな変化はみられませんが、徐々に不穏が改善されたことで食事に集中するようになると、むせが少なくなりました。

　経管栄養と併用しながら、食べこぼしはみられるものの現在3食とも自力摂取されています。患者さんご本人より、「牛乳が飲みたい」「パンが食べたい」などの要望も聞かれるようになり、主食は全粥（学会分類2013：コード4）にアップしました。

　主治医より経口摂取の再開は厳しいと判断されましたが、患者さんの希望を聞きながら状態を評価しつつ多職種と連携し、経口摂取をサポートしました。

写真提供：伊藤ひとみ・歯科衛生士
　　　　　（社会福祉法人桜友会　特別養護老人ホーム　ほほえみ福寿の家）

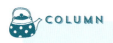 COLUMN

食事観察ソフトが役立つ！

　食支援の必要性や方向性を確認する羅針盤として食事場面の観察（ミールラウンド）に役立つ食事観察サポート「い〜とみる®」(八光) というソフトがあります。

　高齢者の食事場面を観察しながら25個のチェックポイントから該当する項目にチェックを入れると、食事に関する現状の問題点と対応のヒントが画面上に自動表示されるシステムです。さらに、高齢者の食べる力が①全身状態、②認知機能、③口腔機能、④咽頭機能、⑤姿勢の視点から5角形のレーダーチャート（い〜とみるスコア）で示されるため、専門的知識がなくてもわかりやすく、長所と短所が見える化されるところもポイントです。

　自力で食べているが誤嚥や窒息に不安を感じる方、介助しないとうまく食べられない方、あるいは介助しても食べることが困難な方など対象は幅広く、特に制限はありません。得られた結果と対応策を参考に食に関する情報を多職種で共有しやすく、療養環境が変化しても時系列で記録できるため、家族説明にも便利です。

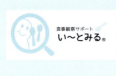
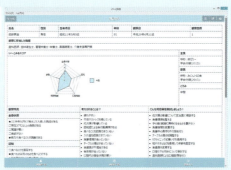

引用文献

1. 今田純雄．食べることの心理学 食べる、食べない、好き、嫌い．東京：有斐閣，2005:59-62.

2. 長谷剛志．「カニや白えび」の関係から"食べる力"を導く⁉．臨床栄養 2018;132(7): 926-928.

3. 長谷剛志．Dd"摂食・嚥下障害"セミナー"食べる"を導く 評価＆診療．デンタルダイヤモンド 2018;43(8):41-58.

4. Hasegawa Y, *et al*. A swallowing study, based on clinico-pathological evaluation, performed by video-fluoroscopy. Nippon Ronen Igakkai Zasshi 2000;37(1):63-67. PMID 10737024

5. Yamaya M, *et al*. Interventions to prevent pneumonia among older adults. J Am Geriatr Soc 2001;49(1):85-90. PMID 11207848

6. Ikeda M, *et al*. Changes in appetite, food preference, and eating habits in frontotemporal dementia and Alzheimer's disease. J Neurol Neurosurg Phychiatry 2002;73(4):371-376. PMID 12235302

7. Stoshus B, *et al*. Drug-induced dysphagia. Dysphagia 1993;8(2):154-159. PMID 8467724

8. 長谷剛志．セミナー 高齢者の「摂食嚥下障害」と薬剤師の関わり．日薬歯会誌 2019 72(3): 303-308.

9. Schiele JT, *et al*. Swallowing tablets and capsules increases the risk of penetration and aspiration in patients with stroke-induced dysphagia. Dysphagia 2015;30(5):571-578. PMID 26205435

10. Liu F, *et al*. Acceptability of oral solid medicines in older adults with and without dysphagia: A nested pilot validation questionnaire based observational study. Int J Pharm 2016;512(2):374-381. PMID 26970368

11. Carnaby-Mann B, *et al*. Pill swallowing by adults with dysphagia. Arch Otolaryngol Head Neck Surg 2005;131(11):970–975. PMID 16301368

12. 太田智則，越智敦彦，江夏徳寿，藤崎明，鈴木康一郎，志賀直樹，船田哲，RI Junryo，久慈弘士，西村洋司．LUTS/BPH 患者における内服薬剤形に関する意識調査 ─口腔内崩壊錠の優位性について─ 泌尿器外科 2009;22:873-880.

13. 大内尉義，秋山弘子，折茂肇（編）．新老年学 第 3 版．東京：東京大学出版会，2010:1187.

14. 吉野賢一．摂食行動に関わる高次脳機能．顎機能誌 2014;19(2):103-110.

15. 8020 推進財団ホームページ．http://www.8020zaidan.or.jp（2018 年 12 月 1 日アクセス）

16. 西尾正輝，新美成二．Dysarthria における音節の交互反復運動．音声言語医 2002;43(1):9-20.

17. Hartelius L, *et al*. Lip and tongue function differently affected in individuals with multiple sclerousis. Folia Phoniatr 2003;55(1).1-9. PMID 12566761

18. 新庄文明，植田耕一郎，牛山京子，大山篤，菊谷武，寺岡加代．介護予防と口腔機能の向上 Q&A. 東京：医歯薬出版，2006.

19. Kubota Y, *et al*. Association of Breakfast Intake With Incident Stroke and Coronary Heart Disease: The Japan Public Health Center-Based Study. Stroke 2016;47(2):477-481. PMID 26732562

20. Takae K, *et al*. Albuminuria increases the risks for both Alzheimer disease and Vascular dementia in community-dwelling japanese elderly:the Hisayama study. J Am Heart Assoc 2018;7(2). PMID 29353232

21. 脳卒中合同ガイドライン委員会 (編). 脳卒中治療ガイドライン．東京：協和企画，2019:15, 118, 318-321.

22. Adams HP Jr, *et al*. Guidelines for the early management of adults with ischemic stroke. Stroke 2007;38(5):1655-1711.

23. Sellars C, *et al*. Risk factors for chest infection in acute stroke:a prospective cohort study. Stroke

2007;38(8):2284-2291. PMID 17569875

24. Desport JC, et al. Nutritional status is a prognostic factor for survival in ALS patients. Neurology 1999;53(5):1059-1063. PMID 10496266

25. Miller RG, *et al*. Practice parameter update: the care of the patient with amyotrophic lateral sclerosis: multidisciplinary care, symptom management, and cognitive/behavioral impairment (an evidence-based review):report of the Quality Standards Subcommittee of the American Academy of Neurology. Neurology 2009;73(15):1227-1233. PMID 19822873

26. 日本神経学会 (監修). 筋萎縮性側索硬化症診療ガイドライン 2013. 東京 : 南江堂, 2013:106-113.

27. 日本神経学会 (監修). パーキンソン病治療ガイドライン 2011. 東京 : 医学書院, 2011:126-129.

28. Nilsson H, *et al*. Dysphagia in stroke:a prospective study of quantitative aspects of swallowing in dysphagic patients. Dysphagia 1998;13(1):32-8. PMID 9391228

29. 介護・福祉系法律事務所おかげさま. 実際にあった介護裁判事例 . http://qa.okagesama.jp/case（2018 年 12 月 1 日アクセス）

30. Bizuben!. 誤嚥による介護事故！【介護事業者の法的責任と、裁判例】. https://bizuben.com/goen-jiko/（2018 年 12 月 1 日アクセス）

31. 東京消防庁 . STOP! 高齢者の事故シリーズ③ STOP! 高齢者の「窒息・誤飲」. http://www.tfd.metro.tokyo.jp/lfe/topics/stop/stop-old03.html（2018 年 12 月 1 日アクセス）

32. Logemann JA. Evaluation and treatment of swallowing disorders Second Edition. Texas:pro ed, 1998.

おわりに

　「食べる力」は、日々の「生活」を支える原動力です。そのような視点で「生活」という漢字をよく見ると「生きる」と「活きる」という、2つの「いきる」が含まれていることに気づきます。「生きる」は生物学的寿命（平均寿命）を意味し、「活きる」は健康で活動的に暮らせる寿命（健康寿命）を意味しているのではないかと考えます。

　さらに、「活」という漢字の成り立ちをみれば「氵（さんずい）」と「舌」から構成されていることに気づくでしょう。つまり、「活」は、唾液と舌を連想させ、口腔の機能要素を表現している文字といっても過言ではありません。口から食べることによって「生きる」（平均寿命）から「活きる」（健康寿命）を導く、まさに、口から食べる力は「活きる力」のバロメーターなのです。

　しかし、残念ながら、老化や病気によって体力や気力の衰えとともに「食べる力」は減退します。それに対して、リハビリやケアにより十分なサポートを行うことは当然ですが、本書で述べたように背景にある個人の尊厳、療養環境や疾患、ライフステージへの配慮を忘れてはなりません。特に、人生の最終段階にある方への食支援に携わる場合、本人や家族が最期をどう迎えたいか曖昧なまま取り組むと、食べさせるのか、食べさせないのか、その選択と方向性に疑念や疲弊が生じてしまいます。

　本来、「食べる」という行為は、最期まで残存することが多くあります。たとえ、風前の灯火の状態でも「食べたい」と欲するのであれば、それを否定できるでしょうか。逆に、食べることを拒んだとしても、それもまた否定できません。そして、仮に食の完結が、「活きる」ことへの終焉であっても「生きる」ことは続くでしょう。

　最後に、がんの闘病の末、奥様を看取ったご主人の手記を紹介します。残された時間のなか、ご主人が病床の奥様に対して、わずかであっても口から食べさせる行為は、「妻に対する禁じ得ない惜別の念を整

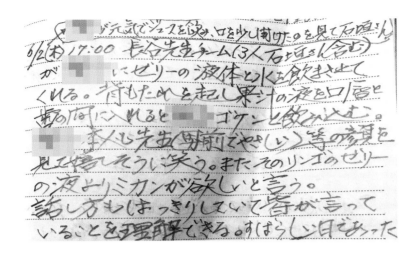

理する機会なんです」とご主人は語られました。それからしばらくして、奥様は眠るように息を引き取りました。

　食の完結は何かと問えば、それは、生という灯火の消し方なのかもしれません。食べて終えるのか、食べさせることを終えるのか、さまざまな意味にとれる「完食」という深淵において医療だけでは測りし得ない食支援の追及は、まだまだ続きます。

「生きるために食べよ、食べるために生きよ」

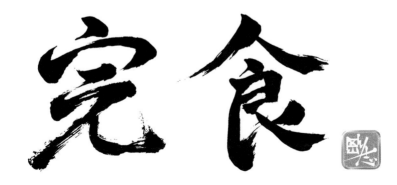

索引

あ

アパシー……56
アルブミン……9,31
アルツハイマー型認知症……13

い

胃食道逆流症……29

え

嚥下造影検査……47

か

開鼻声……83
間接訓練……83

き

気管支分泌物……28

け

血管性認知症……16
見当識障害……12
健康寿命……10,30,40

こ

恒常性機能維持……27

し

自助具……16,70
失行……12
実行機能障害……12
失認……12,60
周辺症状……12
食道裂孔ヘルニア……29
食物認知機能……12,58
食塊形成……38,62
自律神経系……18

す

錐体外路症状……18,19

せ

前頚筋群……28
前頭側頭型認知症……17
蠕動運動……29
せん妄……12,18,56

そ

創傷治癒……9,32

ち

遅発性ジスキネジア……19
中核症状……12,60

と

ドパミン……15

は

パーキンソニズム……15,19

ふ

服薬アドヒアランス……21
不顕性誤嚥……15

よ

抑うつ状態……56

ら

ラクターゼ……28

れ

レビー小体型認知症……15

ろ

老人性うつ……11,22

クインテッセンス出版の書籍・雑誌は、歯学書専用通販サイト『**歯学書.COM**』にてご購入いただけます。

PC からのアクセスは…

歯学書 検索

携帯電話からのアクセスは…
QR コードからモバイルサイトへ

【著者紹介】

長谷 剛志（はせ たかし）

公立能登総合病院 歯科口腔外科 部長
金沢大学大学院 医薬保健学総合研究科外科系医学領域顎顔面口腔外科学分野 非常勤講師
「食力の会」代表

＜略歴＞
2001年　北海道医療大学 歯学部卒
2006年　金沢大学大学院 医学系研究科修了　博士号取得（医学博士）
2009年　公立能登総合病院 歯科口腔外科　医長
2015年　　　　同　　　　　　　　　　部長

＜専門資格＞
日本口腔外科学会　専門医
日本口腔科学会　認定医・指導医
日本老年歯科医学会　認定医・指導医・摂食機能療法専門歯科医師

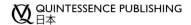

高齢者にかかわる人のための食支援ハンドブック
食べる力を失わせない
────────────────────────────
2019年 8月10日　第1版第1刷発行

著　　者　　長谷　剛志
　　　　　　　はせ　たかし

発 行 人　　北峯　康充

発 行 所　　クインテッセンス出版株式会社
　　　　　　東京都文京区本郷3丁目2番6号　〒113-0033
　　　　　　クイントハウスビル　電話(03)5842-2270(代表)
　　　　　　　　　　　　　　　　　　(03)5842-2272(営業部)
　　　　　　　　　　　　　　　　　　(03)5842-2278(編集部)
　　　　　　web page address　https://www.quint-j.co.jp/

印刷・製本　横山印刷株式会社
────────────────────────────
©2019　クインテッセンス出版株式会社　　　禁無断転載・複写
Printed in Japan　　　　　　　　落丁本・乱丁本はお取り替えします
ISBN978-4-7812-0698-1 C3047　　　定価はカバーに表示してあります